肿瘤规范化诊疗口袋书
卵巢癌

主　　编　向　阳

副 主 编　（以汉语拼音为序）

李　艺　刘文欣　彭　澎

俞　梅　郑　虹

编者名单　（以汉语拼音为序）

陈　颖　天津医科大学肿瘤医院

窦　莎　北京大学人民医院

李　舒　中国医学科学院北京协和医院

李　艺　北京大学人民医院

刘文欣　天津医科大学肿瘤医院

彭　澎　中国医学科学院北京协和医院

向　阳　中国医学科学院北京协和医院

杨　洁　中国医学科学院北京协和医院

俞　梅　中国医学科学院北京协和医院

张　楠　北京大学肿瘤医院

郑　虹　北京大学肿瘤医院

人民卫生出版社

·北　京·

图书在版编目（CIP）数据

肿瘤规范化诊疗口袋书：卵巢癌 / 向阳主编 . —
北京：人民卫生出版社，2024.1
ISBN 978-7-117-35270-3

Ⅰ. ①肿…　Ⅱ. ①向…　Ⅲ. ①卵巢癌 —诊疗　Ⅳ.
①R737.31

中国国家版本馆 CIP 数据核字（2023）第 176051 号

人卫智网	www.ipmph.com	医学教育、学术、考试、健康，购书智慧智能综合服务平台
人卫官网	www.pmph.com	人卫官方资讯发布平台

肿瘤规范化诊疗口袋书——卵巢癌
Zhongliu Guifanhua Zhenliao Koudaishu——Luanchaoai

主　　编：向　阳
出版发行：人民卫生出版社（中继线 010-59780011）
地　　址：北京市朝阳区潘家园南里 19 号
邮　　编：100021
E - mail：pmph @ pmph.com
购书热线：010-59787592　010-59787584　010-65264830
印　　刷：廊坊一二〇六印刷厂
经　　销：新华书店
开　　本：787 × 1092　1/32　　印张：6.5
字　　数：118 千字
版　　次：2024 年 1 月第 1 版
印　　次：2024 年 2 月第 1 次印刷
标准书号：ISBN 978-7-117-35270-3
定　　价：55.00 元
打击盗版举报电话：010-59787491　E-mail：WQ @ pmph.com
质量问题联系电话：010-59787234　E-mail：zhiliang @ pmph.com
数字融合服务电话：4001118166　E-mail：zengzhi @ pmph.com

前言

卵巢癌与宫颈癌、子宫内膜癌共同构成了妇科三大常见恶性肿瘤。就发病率而言，卵巢癌居女性生殖系统恶性肿瘤第 3 位，死亡率却居妇科恶性肿瘤之首。2020 年中国癌症统计数据显示，我国每年新发卵巢恶性肿瘤约 55 000 余例，死亡约 30 000 余例。过去 10 年间，我国卵巢癌发病率增长 30%，死亡率增加 18%。而由于缺乏临床症状，卵巢癌发现时多是晚期，已发生广泛转移，手术非常困难，需要多学科合作才能达到满意的肿瘤细胞减灭效果。而术后多次化疗后反复复发，使治疗愈加困难。虽然近年来随着基因检测的普及以及靶向药物聚腺苷二磷酸核糖聚合酶(PARP)抑制剂的应用，我国卵巢癌患者的 5 年生存率较之前有所提升，但不同地区间诊断及治疗水平仍存在较大差异，对于卵巢癌诊疗的认知也不尽相同。如何规范化诊疗，提高患者和医生的认知，从而提高患者的生存质量是当前亟待解决的问题。

2012 年中华人民共和国卫生部主导并领导成立了国家肿瘤质控中心，其目标是推行肿瘤诊疗质量控制，规范肿瘤诊疗行为，促进全国范围内肿瘤诊疗规范化、同质化、标准化，最终提升恶性肿瘤患者的生存率和生活质量。2018 年国家卫健委在女性癌症防控重点的提案中提到把卵巢癌纳入妇科常见病的范畴，并且提出推进卵巢癌的早诊早治、降低卵巢癌的发病率和死亡率，切实保障女性生命健康。卵巢癌规范化诊疗口袋书项目旨在组织国内妇科肿瘤领域知名专家及中青年力量，形成临床上的操作规范，在全国范围内的医疗机构（尤其是基层医疗机构）推广和使用，共同推动卵巢癌诊疗规范化建设。

本书由具有丰富临床经验的妇科肿瘤领域的专家教授进行编写，并经过反复斟酌和修改，力求满足广大医务工作者临床工作需要。本书共分为五个章节，在内容上既有对卵巢癌相关基本概念的阐释，又结合最新指南及文献，重新梳理和总结了卵巢癌的诊断及鉴别诊断、手术、化疗、基因检测、靶向与免疫治疗等方面的知识要点。另外，还阐述了化疗和靶向治疗不良反应的监测及管理，内容丰富，系统全面，重点突出，实用性强，适合各级医院的妇科肿瘤医生、肿瘤专科护理人员以及医学院校的师生们在工作、学习、实践中参考。

感谢参与本书编写的学术顾问崔恒教授、张国楠教授、狄文教授、高雨农教授、康山教授、孙立新教授、王珂教授、岳瑛教授、张颐教授、张辉教授，感谢所有为此书编写和出版作出贡献的专家及编辑人员，是他们的辛勤付出才使这本口袋书如期出版。

期待本书的出版能为广大读者提供学习的新资源和新思路，能为从事妇科肿瘤专业的医务工作者提供一定帮助和启发，更希望我们的妇科肿瘤患者能从中获益，实现长期、高质量生存的梦想。妇科肿瘤事业的发展既需要一代代妇科肿瘤前辈经验的积累和技术的传承，也需要紧跟时代步伐，不断探索和创新。最后，恳切希望广大读者在阅读时不吝赐教，给予批评指正，以期再版修订时补正充实，更好地为大家服务！

向　阳

2022 年 10 月于北京

目录

第一章 卵巢恶性肿瘤的诊断和鉴别诊断

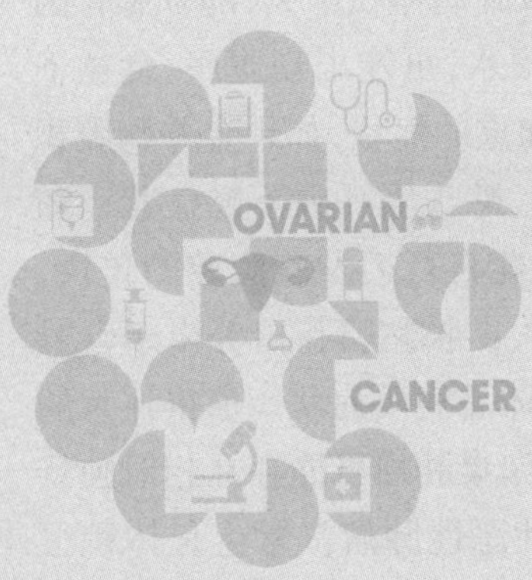

第一节 卵巢恶性肿瘤的症状和体征

一、卵巢恶性肿瘤的症状

卵巢恶性肿瘤是发生在卵巢上皮组织或间叶组织的恶性肿瘤。发生于上皮性组织的称为卵巢上皮性癌,发生于生殖细胞和性索间质细胞的恶性肿瘤称为卵巢恶性生殖细胞肿瘤和恶性性索间质肿瘤。另有原发于其他脏器的肿瘤转移到卵巢者,称为卵巢转移性恶性肿瘤,其中以消化道肿瘤、乳腺癌转移瘤较多见。

原发于卵巢的恶性肿瘤的症状取决于肿瘤的大小、病理类型、生长速度以及和周围组织器官的关系。一般来说,早期的卵巢恶性肿瘤无特异性症状甚至无症状,部分患者仅表现为下腹坠胀、轻微下腹隐痛、胃肠道不适等非特异性症状,往往不能引起患者重视和警觉,因此又被称作“沉默的杀手”。随着肿瘤体积增大,部分患者因为肿瘤压迫或产生腹水,可能出现腹胀、食欲下降、早饱、下腹疼痛加重的症状,如果合并胸腔积液,则可能还有胸闷、憋气等呼吸不畅症状。随着肿瘤进展,患者可能自行扪及盆腹腔的包块,可能出现消瘦、乏力、皮肤黏膜苍白等由于营养不良、贫血造成的机体恶病质症状。值得注意的是,不同病理类型的卵巢肿瘤可能存在相对独特的症状。例如黏液性恶性肿瘤常常生长体积很大，多以压迫症状和患者自己扪及包块为主。恶性生殖细胞肿瘤生长迅速，短期内可以出现大量腹水和肿瘤压迫症状。部分性索间质肿瘤具有内分泌功能，如颗粒细胞瘤分泌雌激素导致不规则阴道出血症状，支持-间质细胞瘤分泌雄激素导致月经紊乱、闭经、体毛加重、痤疮等高雄激素的表现。卵巢转移性肿瘤常有原发肿瘤的症状，如上腹不适、上腹痛、呕吐、腹泻、便秘、乳腺包块等。

部分卵巢恶性肿瘤由于生长迅速或者重心偏移，可能出现扭转、破裂、大量囊内出血等而造成突发腹痛、肛门坠胀感、头晕乏力等急腹症症状。恶性生殖细胞肿瘤生长迅速，颗粒细胞瘤容易破裂和出血，因此较其他卵巢恶性肿瘤出现急腹症的情况更多见。因此在临床上遇到盆腔包块合并急腹症的患者，要考虑卵巢恶性肿瘤的可能。

二、卵巢恶性肿瘤的体征

卵巢恶性肿瘤在早期无典型体征，因此很难通过体格检查发现早期的卵巢癌。部分早期患者因为下腹不适、其他妇科症状或者行健康体检而就诊，通过盆腔检查可能扪及一侧或双侧附件的包块。需要注意，盆腔包块的大小不是包块良恶性的可靠指标。卵巢良性肿瘤、交界性肿瘤、黏液性恶性肿瘤都可以体积很大，而浆液性癌、性索间质肿瘤等体积可中等大小。卵巢恶性肿瘤的包块性质见表 1-1。中、晚期患者查体除了盆腔包块以外，可见腹部膨隆、腹水征阳性、腹部扪及包块（卵巢肿瘤、大网膜和腹膜种植肿瘤引起），部分大网膜呈“饼状”患者可能在中上腹扪及质硬的条索状包块。查体时要注意浅表淋巴结触诊，尤其腹股沟淋巴结和锁骨上淋巴结是否有肿大。如果浅表淋巴结肿大，应考虑影像学评估淋巴结性质（有条件最好进行 PET/CT 评估）或者淋巴结穿刺活检。如果卵巢肿瘤有激素分泌功能，查体时患者可能表现出唇部毛发加重、喉结突出、声音低沉、痤疮、阴毛浓密等高雄激素体征。

表 1-1 附件包块良恶性的鉴别

良性	恶性
单侧	多数是双侧
囊性	实性
活动	固定、不活动
光滑、界限清楚	不规则、界限不清楚
无直肠窝结节	直肠窝常常有结节
无腹水	有腹水
无恶病质	恶病质
盆腔外无转移肿瘤证据	可能有盆腔外转移肿瘤证据

第二节 卵巢恶性肿瘤的辅助诊断方法

一、肿瘤标志物在卵巢癌诊断中的作用

目前在卵巢癌中还没有发现绝对特异的肿瘤标志物。最常用于评估卵巢癌的非特异肿瘤标志物是 CA125，然而并没有一个绝对的阈值能提示患者发生卵巢癌的可能性升高。卵巢癌的筛查和早期诊断比较困难，有证据表明，在无症状女性中定期进行超声和 CA125 检测发现卵巢癌的概率是万分之一。联合筛查虽然不能提高卵巢癌的检出率，但有助于早期发现肿瘤，从而改善患者的预后。然而联合筛查的阳性预测值仍然比较低，从卫生经济学角度来看并不适合推广。

卵巢癌容易有家族聚集性，因此对于有家族肿瘤病史的患者，要提高警惕。对于家族中有先证者且存在 *BRCA* 基因突变阳性的女性，在 35 岁（*BRCA2* 阳性）或 40 岁（*BRCA1* 阳性）前建议每年都进行肿瘤标志物和影像学的检查，并应该被鼓励尽快完成生育及进行预防性输卵管卵巢切除。有家族卵巢癌病史而无明确突变的女性，仍需注意定期筛查。筛查的影像学检测手段推荐使用经阴道超声。

目前临床和基础研究仍在努力探索卵巢癌的早期诊断。比如联合其他肿瘤标志物和临床指标建立模型，如 HE4、CA199 以及 ROMA 指数等方

法，但目前敏感性和特异性仍不能达到令人满意的程度。分子生物学研究在探索外周血中的微小肿瘤病灶（如循环肿瘤DNA、循环肿瘤细胞等）方面取得了进展，但是对于卵巢癌这类实体瘤的检出率仍不理想。但随着方法学的改进，这些分子生物学检测方法将成为趋势，并且有可能被应用于诊断早期肿瘤、评估药物疗效、发现肿瘤复发以及判断患者预后。

二、影像学技术在卵巢癌诊断中的作用

影像学检查在卵巢癌的诊断、评估病变严重程度和制定手术方案中都有至关重要的作用。常用的影像学检查方法有超声、MRI和CT，有时也使用PET/CT进行全身评估。

超声是最常见的发现附件区占位的影像学方法。回声的性质可以判断附件区占位是实性、囊性或囊实性，并测量大小。多普勒血流超声可以辅助判断肿物的血供情况，有助于初步判断肿物的性质。实性、囊实性伴有丰富血流的肿物提示恶性的可能性大。另外血管超声可用于评估下肢静脉和脐静脉血栓的情况。

MRI中组织的对比度较好，因此MRI比较适合评估软组织情况。对于卵巢癌来说，MRI是评估淋巴结肿大情况的重要手段。MRI的一种成像方法——弥散加权成像，可以帮助鉴别诊断盆腔占位的良恶性，并有助于发现肿大的淋巴结、腹壁种植灶和骨转移。但是MRI的缺点是检查时

间长，通常需要30~45分钟的时间。

CT增强扫描是最常用的评估晚期病变的手段。CT可以显示肿物的密度，增强扫描时是否有强化也是评估肿物血供的主要方式。更重要的是CT增强扫描可以评估盆腹腔的疾病累及范围、淋巴结转移情况、腹水量等肿瘤严重程度相关的指标，对肿瘤分期预判和手术决策的制定有重要意义。

PET/CT是结合组织代谢情况和CT影像，判断占位性质的重要影像学方法。在肿瘤的诊断和随访中有重要的意义。PET高摄取的占位病变通常与肿瘤和炎症有关，而肿瘤的摄取通常较高，SUV值超过4的占位通常提示恶性病变。另外PET/CT可辅助评估肿瘤是否有远处转移，适用于评估复发情况或随诊。PET/CT的缺点是检查费用较高。

综上，影像学是评估卵巢癌的重要手段，不同的影像学技术发挥的作用不同，应根据患者的情况和临床的需求选择适宜的影像学检查。

三、有创操作在卵巢癌诊断中的作用

部分盆腔包块患者，就诊时合并腹痛、恶心、呕吐、腹胀、便血、大便性状异常等消化道症状，如果同时合并消化道肿瘤标志物（如CEA、CA199、CA724等）升高，则需要高度警惕消化道原发肿瘤转移到卵巢的可能性。对于高度怀疑胃肠道原发肿瘤患者，应行胃肠镜检查和活检，明确是否有胃肠道原发恶性肿瘤。即便是无消化道症状同时怀疑盆腔包块为恶性的患者，也应进行便潜血检查，以排除隐匿性消化道原发肿瘤的可能。如果便潜血阳性，应该行胃肠镜检查以进一步排查消化道肿瘤。

对于怀疑卵巢恶性肿瘤且无法直接行初次肿瘤细胞减灭术，拟行先期化疗的患者，应该在化疗前采用盆腔包块穿刺或腹腔镜探查的方法来获取组织病理学诊断。盆腔包块穿刺可以在超声或者 CT 引导下进行。必须强调，不应对早期卵巢癌可直接行手术的患者进行盆腔包块穿刺，以避免包块穿刺后肿瘤细胞溢出造成医源性肿瘤播散。因此，包块穿刺主要用于临床晚期患者明确肿瘤病理类型。

部分肿瘤体积不大、性质不明的患者，可考虑行腹腔镜探查。术中应保证肿瘤可以完整从体内取出。如果预测腹腔镜难以将肿瘤完整取出，则应该行剖腹探查。腹腔镜探查还可以用于评估晚期患者是否可达到满意的初次肿瘤细胞减灭术。探查中如果发现难以达到满意减灭，则取肿瘤部位活检后结束手术，后续行先期化疗；如果评估后发现可进行满意减灭术，通常转为开腹进行初次肿瘤细胞减灭术。

第三节 卵巢恶性肿瘤的组织学分类和病理诊断

卵巢恶性肿瘤是发生在卵巢的恶性肿瘤，约占女性恶性肿瘤的 2.5%。其组织病理学分类主要依据卵巢肿瘤发生过程中的组织来源，分为四大类。发生于上皮性组织的称为卵巢上皮性癌，发生于生殖细胞和性索间质细胞的恶性肿瘤称为卵巢恶性生殖细胞肿瘤和恶性性索间质肿瘤。另有原发于其他脏器的肿瘤转移到卵巢者，称为卵巢转移性恶性肿瘤，其中以消化道肿瘤、乳腺癌转移瘤较多见。

一、卵巢上皮性癌

大约 85%~90% 的卵巢恶性肿瘤为卵巢上皮性癌，其中主要有浆液性癌（42%）、黏液性癌（12%）、内膜样癌（15%）、未分化癌（17%）和透明细胞癌（6%）。2004 年开始 WHO 对于卵巢上皮性癌分类提出高级别和低级别二分类法，高级别卵巢上皮性癌分化较差，生物学行为恶劣，目前认为其来源主要为输卵管伞端；低级别卵巢上皮性癌比较少见，分化相对良好，生长缓慢，其来源主要是卵巢。

免疫组化有助于区分卵巢上皮性癌的组织学类型（表 1-2），并且可重复性高，诊断依据较强，尤其对于形态学难以诊断、可重复性差的卵巢上皮性癌类型，具有重要的诊断意义。

浆液性癌是最常见的卵巢上皮性癌，分为低级别浆液性癌（low-grade serous carcinoma，LGSC）和高级别浆液性癌（high-grade serous carcinoma，HGSC）。二者的组织学表现均为浸润性的浆液性肿瘤，可以形成巢状、腺状或乳头状结构。低级别浆液性癌的患者细胞分裂象较少，发病年龄比高级别浆液性癌年轻，病程进展较慢，生物学行为相对温和，但如果为Ⅲ~Ⅳ期疾病，预后仍相对较差。高级别浆液性癌的组织学表现更偏实性，多

表 1-2　不同类型卵巢上皮性癌的免疫组化表达情况

组织学类型	不同组织学卵巢上皮性癌中免疫组化指标的表达种类和比例				
	PAX8	WT1	*p53* 突变型	Napsin A	PR
高级别浆液性癌	95%	97%	94%~98%	1%	37%~42%
低级别浆液性癌	87%~100%	98%~100%	0	0	59%~60%
子宫内膜样癌	82%	10%~14%	14%~15%	3%~8%	81%~85%
透明细胞癌	95%	1%	11%~12%	92%	5%~7%
黏液性癌	39%~47%	0~1%	61%~66%	0~3%	0~4%

有乳头和迷宫状、筛状的表现。细胞核大异型性高，分裂象多。该病理类型肿瘤可能存在遗传倾向性，*BRCA1*/*BRCA2* 基因胚系突变大约占 20%，其甲基化异常或体系突变可高达 50%，另外几乎所有的 HGSC 都存在 *TP53* 异常的体系突变。高级别浆液性癌的患者诊断时大多为晚期，预后较差。如存在 *BRCA* 相关基因突变或同源重组异常，可使用靶向药物（PARP 抑制剂）维持治疗，有效改善预后。

黏液性癌的组织学来源为胃肠型细胞，内含黏液。镜下黏液性癌通常具有两种特征性的浸润模式。常见为融合的腺样或膨胀性浸润性结构，另一种相对少见，为毁损性的间质浸润结构。这种类型的卵巢癌遗传学特征性改变为 *KRAS* 基因突变，15%~20% 可存在 *HER2* 基因扩增突变。大多数黏液性癌通常局限于一侧卵巢，为 I 期，预后相对好。但如果已破裂，则预后相对差。当其对标准的紫杉醇联合卡铂方案化疗不敏感时，可考虑胃肠肿瘤化疗方案，并基于肿瘤的体系突变进行靶向治疗，可能提高治疗的有效率。

卵巢子宫内膜样癌常与子宫内膜异位症有关，15%~20% 可合并子宫内膜癌。卵巢的子宫内膜样癌与子宫的子宫内膜样癌可能存在相同的危险因素。就诊时大多数肿瘤局限于卵巢，有 17% 的患者为双侧发生。其组织病理学起源于子宫内膜样囊肿，通常在含血的厚壁囊腔内突出一个息肉样结节。遗传学方面，有研究表明卵巢的子宫

内膜样癌也与 *PTEN*、*CTNNB1*、*PIK3CA* 的基因突变模式有关，因此也可以按照子宫内膜癌的分子分型对患者进行后续管理。但仍需进一步研究证明其有效性和安全性。

透明细胞癌是由透明、嗜酸性和鞋钉样细胞组成。其组织学起源被认为是子宫内膜异位症，部分患者可伴有林奇综合征。大体上可看到子宫内膜样囊肿中出现淡黄色肉样结节，实性的部分通常是纯粹的透明细胞癌。透明细胞癌含有丰富的细胞质，过碘酸希夫染色（periodic acid Schiff stain，PAS）阳性，淀粉酶敏感。目前认为透明细胞癌属于高级别卵巢上皮性癌。

二、卵巢恶性生殖细胞肿瘤

卵巢恶性生殖细胞肿瘤（ovarian malignant germ cell tumor，MOGCT）通常发生于年轻女性，平均发病年龄 16 岁。卵巢混合生殖细胞肿瘤的发病机制至今仍未完全明确，可能与遗传、环境、代谢、免疫功能异常等多方面因素有关。由于发病率较低，目前的研究结果大多基于个案或病例系列报道，鲜有前瞻性的研究。目前遗传学上并未发现明确的致病基因突变。主要有 5 种类型：未成熟畸胎瘤、卵黄囊瘤、无性细胞瘤、胚胎性癌、原发性绒毛膜癌（原发性绒癌）。如果具有多种成分，则称为混合性生殖细胞肿瘤。

未成熟畸胎瘤的主要标志是神经管，可有甲胎蛋白（alpha-fetal protein，AFP）的升高。无性细胞瘤通常有乳酸脱氢酶(lactate dehydrogenase,LDH)的升高,有的患者可出现高钙血症。卵黄囊瘤的特征性标志物是AFP升高,组织病理学来源为内胚层结构分化,表现可多样。胚胎性癌比较罕见,通常是混合性生殖细胞肿瘤的成分之一。原发性绒癌较为罕见,不到MOGCT的1%,hCG水平通常会升高。

三、卵巢性索间质肿瘤

性索间质肿瘤为来源于卵巢发生过程中的性索间质的肿瘤,通常为良性或低度恶性,包括纤维瘤、Leydig细胞瘤、Sertoli细胞瘤、颗粒细胞瘤等。有的性索间质肿瘤可能产生激素,导致相关病变。性索间质肿瘤生物学行为虽较为温和,但也有恶变的潜能,比如形成纤维肉瘤。Leydig细胞瘤也可能有恶性的生物学行为,如膨胀侵袭性生长、反复复发等。

四、卵巢转移癌

卵巢转移癌是指从卵巢外部位播散至卵巢的肿瘤。最常见的是胃肠道来源的肿瘤,需要和卵巢原发的黏液性肿瘤进行鉴别。双侧卵巢胃肠道的转移瘤称为Krukenberg肿瘤。这些患者的预后与原发肿瘤的部位和性质密切相关。伴子宫内膜样癌或黏液性癌分化的原发性和转移性卵巢癌是临床常见的需要鉴别的情况,其原发部位和免疫组化特征见表1-3。

表 1-3 伴子宫内膜样癌或黏液性癌分化的原发性和转移性卵巢癌的免疫组化表现分型

原发部位	CK7	CK20	Dpc4	P16	PAX8、ER、PR
卵巢	+(CK7>CK20)	+/−(约 75% 病例 +)	+	−/ 灶 +	子宫内膜样：+ 黏液性：约 50%+
结直肠	−(约 90% 病例)	+(CK20>CK7)	+(90% 病例)	−/ 灶 +	−
阑尾	−(70%~90% 病例)	+(CK20>CK7)	+	−/ 灶 +	−
胰胆	+(CK7>CK20)	+/−(约 80% 病例 +)	−(约 50% 病例)	−/ 灶 +	−
胃	+/−	+/−	+	−/+	−
子宫颈管	+(CK7>CK20)	−/+	+	弥漫 +	PAX8+; ER/PR−

第四节 卵巢恶性肿瘤的鉴别诊断

卵巢恶性肿瘤主要和能够引起盆腹腔包块、腹水的疾病相鉴别，主要是附件来源良性肿瘤、子宫肿瘤、消化道肿瘤和非肿瘤性疾病。

1. **附件来源良性肿瘤** 包括卵巢和输卵管良性肿瘤。病史方面，附件良性肿瘤通常生长较慢，除非体积巨大否则症状不多甚至无症状，患者常在体检时意外发现。肿瘤巨大时也可出现尿频、便秘、腹胀满感等压迫症状。良性肿瘤也可生长巨大(比如黏液性囊腺瘤)，患者自觉腹部隆起并扪及腹部包块。查体方面，附件来源良性肿瘤一般为单侧，界限清楚，活动性较好，直肠阴道隔不会触及结节。良性肿瘤很少有腹水产生。辅助检查方面，影像学检查良性肿瘤内部成分单一，囊壁光滑，内部无血流或少量血流，CT 或磁共振扫描包块无强化或轻度强化。血清肿瘤标志物正常或轻度升高，CA125 通常不超过 200U/ml。畸胎瘤可有 CA199 升高。黏液性肿瘤可有 CA199 或 CEA 升高。对于一些常规手段难以鉴别良恶性的附件包块，可考虑 PET 检查。具体鉴别见表 1-1。

2. **子宫肿瘤** 包括子宫肌瘤、子宫内膜癌和子宫肉瘤等可造成盆腔包块的子宫占位性病变。子宫肌瘤查体可及子宫增大、形态不规则，超声可以看到子宫肌层内边缘清楚的低回声结节。如果超声能清晰显示双侧正常大小的卵巢，则可以排除卵巢恶性肿瘤。子宫内膜癌、子宫肉瘤等子宫恶性肿瘤常有阴道出血症状，如果发生卵巢转移也会出现附件区的包块，但是查体可及子宫异常增大，超声可以看到子宫内病变，诊断困难的病例可以通过MRI清晰显示子宫内病变及其和周围组织器官的关系，以协助诊断。

3. 消化道肿瘤　盆腔包块还可能来自直肠、乙状结肠等消化道。原发于胃肠道的卵巢转移癌（Krukenberg瘤）要和卵巢原发恶性肿瘤鉴别。消化道原发肿瘤可能有腹泻、便秘、便血、腹痛、呕吐、食欲缺乏等消化道症状。直肠肿瘤通过盆腔三合诊检查可扪及直肠黏膜包块。来自卵巢癌的包块往往呈外压性，直肠黏膜光滑，这一点有助于和直肠肿瘤鉴别。便潜血化验可作为消化道肿瘤和卵巢恶性肿瘤鉴别诊断的简易方法，便潜血阳性或者便潜血阴性但有消化道症状者可行胃肠镜检查。胃肠道肿瘤常见CA199、CEA等消化道肿瘤指标增高，CA125/CEA比值大于25有助于诊断卵巢原发恶性肿瘤。常规手段鉴别困难的病例可通过盆腔包块穿刺活检协助诊断。

4. 非肿瘤性疾病　包括盆腔粘连性包块（盆腔假性囊肿）、卵巢子宫内膜异位囊肿、盆腔结核等。盆腔粘连性包块往往有盆腹腔手术史、急性盆腹腔感染史。粘连性包块通常内部成分均一，以囊性为主，超声检查包块内部无血流，肿瘤标志物不高或仅轻度升高。卵巢子宫内膜异位囊肿常有痛经、性交痛等内膜异位症症状，查体包块较固定，表面多光滑。超声检查可及包块内典型的“泥沙样”细密光点，无血流。内膜异位囊肿可有CA125升高，但通常不超过200U/ml。盆腔结核患者可能有或无肺结核、生殖道结核病史，部分患者存在低热、盗汗症状。查体包块活动差，腹部可有“揉面感”，包块常不规则，直肠窝可扪及结节，部分盆腔结核患者出现多少不一的腹水。影像学常难以鉴别盆腔结核包块和卵巢肿瘤。有腹水患者其腹水颜色多为草绿色，而卵巢恶性肿瘤腹水多血性。腹水细胞学检查发现肿瘤细胞可排除结核。必要时可用结核菌素试验等协助诊断。诊断困难者，病理采用腹腔镜探查取病灶活检可明确诊断。

综上所述，卵巢恶性肿瘤的鉴别诊断主要是分辨盆腹腔包块和腹水的来源，通过病史、查体、影像学检查、肿瘤标志物升高的种类多能有所鉴别，鉴别困难的病例可以通过腹水细胞学检查、盆腔包块穿刺活检甚至诊断性腹腔镜明确诊断。

第五节 典型病例分析

一、早期卵巢恶性肿瘤的诊断和鉴别诊断

【病史介绍】

主诉　发现下腹包块1个月有余。

现病史 患者为36岁女性，自诉1个多月前自行触及下腹包块，无不适。2022年2月24日外院CT检查：腹盆腔占位，其内密度均匀(127mm×132mm)，盆腔少量积液。2022年3月8日，CA199 51.50U/ml。2022年4月14日，CA199 90.1U/ml，HE4 96.40pmol/L，ROMA(绝经前)28.7%。CA125、CEA、AFP、SCCAg、CA724均在参考范围内。2022年04月15日盆腔常规+增强MRI：腹盆腔巨大囊实性占位(较大截面约143.9mm×129.8mm，上下径约157.6mm)，囊腺瘤不除外，查3次粪便潜血均阴性。病程中患者偶有尿急、尿频症状，无腹痛及发热，饮食、睡眠可，体重无明显增减，拟入院手术治疗。

既往史 长期便秘10余年，否认高血压、冠心病、糖尿病等慢性病史，否认肝炎、结核、伤寒、疟疾等传染病史，否认重大手术、外伤及输血史，否认药物、食物过敏史。预防接种史不详。

个人史 生于原籍，无外地久居史。否认疫区、疫水接触史，否认特殊化学品及放射性物质接触史。无吸烟饮酒等不良嗜好。

婚育史 已婚，G1P1，工具避孕。

月经史 初潮13岁，行经天数5~6天，月经周期28天，近3个月量少，痛经+，末次月经时间：2022年3月28日。

家族史 否认家族中有类似疾病史，否认家族性精神病、肿瘤病、遗传性疾病病史。

【思维引导】

该患者的病史能为诊断提供哪些线索?

从主诉和辅助检查来看,该患者是育龄期年轻女性,以盆腔包块起病。该年龄段的女性盆腔包块以良性多见,包括子宫肌瘤、卵巢良性肿瘤,以及卵巢子宫内膜异位囊肿等瘤样疾病。卵巢恶性肿瘤,尤其是卵巢上皮性癌,主要发生于围绝经期和绝经后。青年女性不是卵巢上皮性癌的高发人群,但是也时有发生。年轻女性要注意卵巢恶性生殖细胞肿瘤和交界性肿瘤的可能,其发病率在年轻女性较上皮性癌发生率高。

该患者肿瘤标志物 CA199 升高,可见于卵巢畸胎瘤、卵巢良性和恶性黏液性肿瘤等。CA125、HE4 对卵巢浆液性癌更敏感。影像学表现上包块有实性成分,因此不能完全排除恶性或者交界性肿瘤的可能。

【体格检查】

生命体征 体温 36.6℃,脉搏 106 次 / 分,呼吸 21 次 / 分,血压 114/77mmHg,SpO_2 98%。

全身查体 发育正常,营养良好,神志清醒,自主体位,安静面容,查体合作。全身皮肤黏膜未见黄染、出血点、破溃。全身浅表淋巴结未触及肿大。头颅大小正常无畸形,无压痛、肿块、结节。眼睑无水肿、下垂,睑结膜无充血、出血、苍白、水肿,巩膜无黄染,双侧瞳孔等大正圆,对光反射灵敏。耳鼻无异常分泌物,乳突无压痛,鼻旁窦区无压痛,双耳听力正常。口唇红润,口腔黏膜无溃疡、白斑，咽无充血，双侧扁桃体无肿大，舌体无胖大，伸舌居中，无震颤。颈软无抵抗，颈静脉无怒张，气管居中，甲状腺无肿大，双侧颈部未闻及血管性杂音。胸廓正常，双肺呼吸运动对称，双侧语音颤动对称，无胸膜摩擦感，双肺呼吸音清，未闻及干湿啰音及胸膜摩擦音，心前区无隆起及凹陷，心界正常，心率 106 次 / 分，心律齐，各瓣膜听诊区未闻及病理性杂音。周围血管征(-)。下腹部膨隆，腹盆腔触及一直径约 20cm 的包块，上界到脐下，边界清楚，活动可。肝脾肋下、剑下未及，麦氏点、双输尿管点无压痛，墨菲征(-)，移动性浊音(-)。脊柱无畸形、压痛，四肢关节活动自如，四肢无水肿，双足背动脉搏动正常。生理反射存在，病理反射未引出。

专科查体　外阴未见异常，阴道通畅，宫颈光滑，子宫体及双附件触诊不清，盆腔触及一个直径约 20cm 的包块，上界到脐下，两侧到腋前线，边界尚清楚，活动差，直肠壁光滑，指套无血染。

【辅助检查】

CA199 90.1U/ml，HE4 96.40pmol/L，ROMA(绝经前)28.7%。

盆腔常规 + 增强 MRI：腹盆腔巨大囊实性占位(较大截面约 143.9mm × 129.8mm，上下径约 157.6mm)，实性部分明显强化。

3 次粪便常规 + 潜血阴性。

【鉴别诊断】

根据病史、查体及辅助检查，目前诊断为盆腹腔肿物性质待查，考虑来源于卵巢肿瘤可能，不除外交界性或恶性肿瘤可能。盆腔巨大占位，应与以下疾病相鉴别。

1. 卵巢来源的肿瘤　常见。良性肿瘤有畸胎瘤、浆液性囊腺瘤、黏液性囊腺瘤或单纯性囊肿等，可见于任何年龄，查体可及附件包块，肿瘤标记物通常正常，B超检查包块多为囊性，畸胎瘤可为囊实性。卵巢交界性肿瘤，易发生于生育年龄的妇女，常为早期，恶性程度较低，对化疗不敏感，多为晚期复发，复发多为交界。双侧卵巢交界性肿瘤的发生率为38%。卵巢恶性肿瘤通常病程短，进展快，多为双侧，实性或囊实性，不规则，常伴腹水，可有消瘦、恶病质，超声可见液性暗区内有杂乱光团、光点，界限不清，血流常异常丰富，同时可有CA125等肿瘤标志物的升高。该患者CA199及HE4偏高，影像学检查提示腹盆腔巨大囊实性占位且实性部分强化明显，故考虑卵巢来源的肿瘤可能性大，要警惕交界性或恶性可能。需要剖腹探查，需要术中冰冻病理及手术后病理明确诊断。

2. 输卵管恶性肿瘤　较为罕见，典型症状为阴道排液、腹痛、盆腔包块三联征，多见于老年女性，单侧居多，影像学检查提示附件区或输卵管走行区有不规则囊实性包块，或血供丰富的腊肠样包块，常伴有CA125升高。确诊需依靠病理检查。该患者包块不符合上述特征。

3. 其他脏器来源肿瘤　体内任何部位，如乳腺、肠胃道、生殖道、泌尿道的原发性癌均可能转移至卵巢。常见为消化道原发的恶性肿瘤，其一般有消化道原发症状或病史，便潜血阳性，CT 提示消化道占位等，其中 Krukenberg 瘤为双侧，一般无粘连，实性，胶质样。该患者 3 次便潜血检查阴性，无明显消化道症状，故未行胃肠镜检查。需病理检查除外卵巢转移性肿瘤的可能。

【后续诊疗】

患者入院后行剖腹探查术，术中病理诊断为左卵巢来源恶性肿瘤，行早期卵巢癌全面分期术。术后病理证实为左卵巢黏液性囊腺癌。

二、晚期卵巢恶性肿瘤的诊断和鉴别诊断

【病史介绍】

主诉　发现盆腔肿物 1 个月有余。

现病史　患者 72 岁，自然绝经 20 余年。患者于 1 个月前因“腹胀、食欲缺乏半年”行 CT 检查发现盆腔肿物：双侧附件区囊实性肿物，不均匀，左侧为著，约 4.5cm × 3.5cm。腹盆腔大量积液，腹盆腔大网膜、肠系膜、腹膜弥漫性增厚，多发软组织结节及肿物，呈不均匀强化，未见明确肿大淋巴结。CA125 5 691U/ml。半个月前开始出现，伴尿频、尿急、稀便，外院就诊考虑盆腔恶性肿瘤。我院门诊就诊拟行手术治疗，遂收住入院。患者自发病以来，神清，精神可，饮食差，夜间休息一

般，体重逐渐下降 5kg。

既往史　平素身体健康状况一般，既往高血压病史，血压最高 150/70mmHg，曾口服降压药物治疗，现已停药 3 年余，自诉血压平稳。青光眼病史，2011 年行左眼激光治疗，右眼失明。1980 年骨结核手术史。否认冠心病、糖尿病等慢性病史，否认肝炎、伤寒、疟疾等传染病史，否认重大外伤及输血史，否认药物、食物过敏史。预防接种史不详。

个人史　生于原籍，无外地久居史。否认疫区、疫水接触史，否认特殊化学品及放射性物质接触史。无吸烟饮酒等不良嗜好。

婚育史　G5P3，阴道分娩，引产 1 次。

月经史　绝经前月经规律，51 岁绝经。

家族史　否认家族中有类似疾病史，否认家族性精神病、肿瘤病、遗传性疾病病史。

【思维引导】

该患者的病史能为诊断提供哪些线索？

该患者为老年女性，以腹胀、食欲缺乏起病。首先想到的是消化系统疾病的可能。但是 CT 提示盆腹腔大量腹水合并双附件囊实性包块，这几点很符合晚期卵巢癌的特点。结合患者明显升高的 CA125 水平，更加高度提示卵巢上皮性癌的可能性。

【体格检查】

生命体征　体温 36.2℃，脉搏 85 次 / 分，呼吸 18 次 / 分，血压 135/74mmHg。

全身查体 发育正常，营养良好，神志清晰，自主体位，安静面容，查体合作。全身皮肤黏膜未见黄染、出血点、破溃。全身浅表淋巴结未触及肿大。头颅大小正常无畸形，无压痛、肿块、结节。眼睑无水肿、下垂，睑结膜无充血、出血、苍白、水肿，巩膜无黄染，双侧瞳孔等大正圆，对光反射灵敏。耳鼻无异常分泌物，乳突无压痛，鼻旁窦区无压痛，双耳听力正常。口唇红润，口腔黏膜无溃疡、白斑，咽无充血，双侧扁桃体无肿大，舌体无胖大，伸舌居中，无震颤。颈软无抵抗，颈静脉无怒张，气管居中，双侧甲状腺无肿大，双侧颈部未闻及血管性杂音。胸廓正常，双肺呼吸运动对称，双侧语音颤动对称，无胸膜摩擦感，双肺呼吸音清，未闻及干、湿啰音及胸膜摩擦音，心前区无隆起及凹陷，心界正常，心率 85 次 / 分，心律齐，各瓣膜听诊区未闻及病理性杂音。周围血管征(-)。腹软，无压痛、反跳痛，肠鸣音 3 次 / 分，肝脾肋下、剑下未及，麦氏点、双输尿管点无压痛，墨菲征(-)，移动性浊音(-)。脊柱无畸形、压痛，四肢关节活动自如，四肢无浮肿，双足背动脉搏动正常。外阴及肛门未查。生理反射存在，病理反射未引出。

专科查体 外阴阴性，阴道阴性。宫颈光滑，萎缩。宫体子宫前位，萎缩。双附件左侧附件区增厚包块，形态不规则。三合诊：后方实性结节 2~3cm，不规则。

【辅助检查】

CT：双侧附件区囊实性肿物，不均匀，左侧为著，约 4.5cm×3.5cm。腹盆腔大量积液，腹盆腔大网膜、肠系膜、腹膜弥漫性增厚，多发软组织结节及肿物，呈不均匀强化。腹盆腔、腹膜后散在钙化，未见明确肿大淋巴结。

2022 年 06 月 02 日 CA125 5 691U/ml。

【鉴别诊断】

患者 72 岁绝经女性，影像学提示盆腹腔肿物伴有大量腹水，合并 CA125 升高，考虑来源于盆腔的恶性肿瘤可能性大。鉴别诊断如下。

1. 卵巢恶性肿瘤　通常病程短，进展快，多为双侧，实性或囊实性，不规则，常伴腹水，可有消瘦、恶病质，超声可见液性暗区内有杂乱光团、光点，界限不清，血流常异常丰富，同时可有 CA125 等肿瘤标志物的升高。根据该患者情况，CA125 5 691U/ml，高度怀疑恶性卵巢肿瘤可能，需要术中冰冻病理及手术后病理明确诊断。

2. 输卵管恶性肿瘤　较为罕见，典型症状为阴道排液、腹痛、盆腔包块三联征，多见于老年女性，单侧居多，影像学检查提示附件区或输卵管走行区有不规则囊实性包块，或血供丰富的腊肠样包块，常伴有 CA125 升高。确诊需依靠病理检查。

3. 其他脏器来源肿瘤　体内任何部位，如乳腺、肠胃、生殖道、泌尿系统的原发性癌均可能转移至卵巢。常见为消化道原发的恶性肿瘤，其一般有消化道原发症状或病史。便潜血阳性，CT 提示消化道占位等，其中 Krukenberg 瘤为双侧性，一般无粘连，实性，胶质样。该患者胃肠镜检查阴性，需病理检查除外消化道原发肿瘤可能。

【后续诊疗】

患者入院后考虑初始手术难以达到满意的肿瘤切除，故行腹腔镜探查术。术中见双侧卵巢囊实性包块，伴有肠系膜、腹膜、大网膜的广泛肿瘤种植，冰冻病理提示卵巢低分化腺癌。术后石蜡病理证实为卵巢高级别浆液性癌。

参考文献

[1] GOFF BA, MANDEL L, MUNTZ HG, et al. Ovarian carcinoma diagnosis [J]. Cancer, 2000, 89: 2068-2075.

[2] OLSON SH, MIGNONE L, NAKRASEIVE C, et al. Symptoms of ovarian cancer [J]. Obstet Gynecol, 2001, 98 (2): 212-217.

[3] GOFF BA, MANDEL LS, MELANCON CH, et al. Frequency of symptoms of ovarian cancer in women presenting to primary care clinics [J]. JAMA, 2004, 291 (22): 2705-2712.

[4] DISAIA, CREASMAN. Clinical Gynecologic Oncology, E-Book [M]. Elsevier Health Sciences, 2022.

[5] FIELDING J R, BROWN D L, THURMOND A S. Gynecologic Imaging E-Book: Expert Radiology Series [M]. Elsevier Health Sciences, 2011.

[6] KURMAN RJ, CARCANGIU ML, HERRINGTON CS, et al. WHO classification of tumors of female reproductive organs [M]. 4th ed. International Agency for Research on Cancer, 2014.

（杨 洁 彭 澎）

第二章

卵巢恶性肿瘤的手术治疗

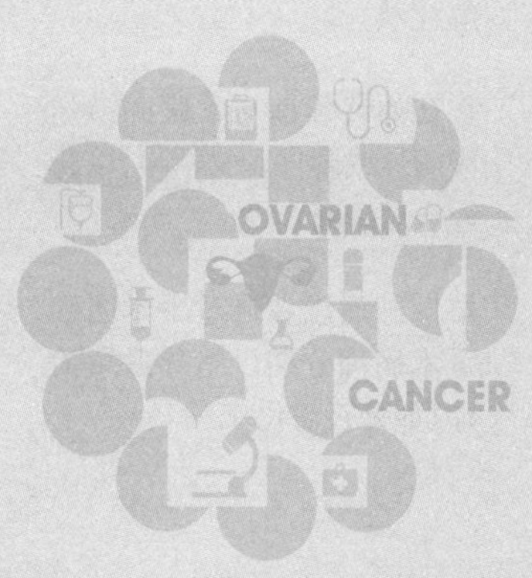

手术在卵巢恶性肿瘤(包括卵巢上皮性癌、恶性生殖细胞肿瘤及恶性性索间质肿瘤)的治疗中具有重要意义。对于卵巢上皮性癌，手术更是治疗的基石和预后的决定因素。手术治疗目的包括切除肿瘤、明确诊断、准确分期、判断预后和指导治疗。卵巢恶性肿瘤的手术大致可以分为诊断性手术(穿刺、腹腔镜活检术)、治疗性手术(初次手术中的全面分期手术及肿瘤细胞减灭术,复发后的再次肿瘤细胞减灭术)以及各种姑息性手术,详见表 2-1 和表 2-2。本章将对上述手术的概念、指征和手术方式进行阐述。

表 2-1 本章涉及的手术及操作主要术语

手术及操作	内涵
穿刺术(paracentesis)	对可疑恶性胸腹水患者进行胸腔积液或腹腔积液穿刺引流,以在初始化疗前获取细胞学病理结果,同时缓解症状
活检术(biopsy)	在初始化疗前对盆腹腔内弥漫病灶或附件肿物活检,以获取病理诊断
分期手术(staging surgery)	早期肿瘤患者通过手术明确手术病理分期以指导后续治疗(如是否需化疗)

续表

手术及操作	内涵
初次肿瘤细胞减灭术（primary cytoreductive surgery, primary debulking surgery, PDS）	在一线化疗前，进行开腹手术，以获取病理诊断、手术病理分期，并最大限度切除所有肉眼可见病灶
中间型/间歇性肿瘤细胞减灭术（interval cytoreductive surgery, interval debulking surgery, IDS）	在活检手术、初次不满意的手术或局限性手术（如子宫切除、附件切除）及化疗后进行的肿瘤细胞减灭术
再次肿瘤细胞减灭术（secondary cytoreductive surgery, re-cytoreductive surgery, RCRS）	患者完成初始手术和/或化疗，且至少6个月无肿瘤证据，发生肿瘤复发后进行的手术治疗。该类手术主要应用于铂敏感复发且寡病灶转移复发患者
姑息性手术（palliative surgery）	该手术的目的是缓解症状，而非治疗肿瘤，最常用于肿瘤肠道转移引发肠梗阻时。切除梗阻肠管或改道

表 2-2　手术效果评价及标准

手术效果评价	标准
完全切净（complete debulking, R0）	手术切除全部肉眼可见病灶，无肿瘤残留，R0切除
满意肿瘤细胞减灭术（optimal debulking, R1）	手术切除后残余病灶直径小于等于1cm，R1切除
不满意肿瘤细胞减灭术（suboptimal debulking, R2）	手术切除后残余病灶直径大于1cm

第一节 卵巢上皮性癌的手术治疗

一、可疑卵巢上皮性癌的初次探查性手术

盆腔包块经过评估后疑为卵巢癌时，通常在可切除的情况下需要进行探查性手术，主要目的是取得病理诊断和评估是否需要进一步扩大手术范围。

探查手术的入路分为腹腔镜及开腹两种。

1. 开腹探查术　若盆腔包块高度可疑为卵巢癌时，建议优先选择开腹探查术，其前提是有能力继续完成初次肿瘤细胞减灭术。若病灶弥漫，可能无法完成初次肿瘤细胞减灭术，则可以选择腹腔镜探查或者穿刺活检取得病理。术中严格遵守无瘤原则，操作要点：①通常采用至少与肿物大小相仿的纵切口进入，注意全面探查肝、脾、横膈、肠系膜及两侧侧腹膜；②尽量在肿物周围铺垫纱布进行保护，避免挤压肿瘤，尽可能保留肿瘤包膜的完整性，行肿物剔除易引起破裂和肿瘤播散，需要慎重选择；③快速病理证实为恶性后需要扩大切口完成初次全面分期或肿瘤细胞减灭术。

2. 腹腔镜探查术　腹腔镜探查在晚期卵巢上皮性癌能否满意切除的评估中，具有以下优势：①放大盆腹腔的解剖结构，更好地在直视下观察上腹部、肝脏表面、膈肌、膀胱子宫陷凹及直肠子宫陷凹的转移灶；②对于无法达到满意切除的患

者,避免不必要的开腹肿瘤细胞减灭术;③对于不适合行初次肿瘤细胞减灭术的患者,取得病理诊断。相比开腹探查,腹腔镜手术创伤小、恢复快,不会推迟患者接受新辅助化疗的时间。但腹盆腔探查判断能否满意肿瘤减灭的标准国内外尚无统一意见,需要进一步研究。另外,腹腔镜探查的费用较高,且存在潜在的穿刺口转移的风险,在一定程度上限制其临床推广应用。手术中强调无瘤原则:①肿物完整切除,尽量切除附件,若行肿物剔除破裂风险大,需慎重采用;②自取物袋取出肿物,不要污染盆腹腔或切口;③在快速病理检测结果证实为恶性后可以选择腹腔镜或者转开腹完成后续卵巢癌初次手术。如果继续腹腔镜手术,需要具备腹腔镜子宫附件切除、腹腔镜大网膜切除及腹腔镜下盆腹腔淋巴结清扫的技能。

二、早期卵巢上皮性癌手术治疗

早期卵巢上皮性癌指Ⅰ/Ⅱ期局限于盆腔的卵巢上皮性癌,通常在取得病理后进行初次手术,称为全面分期手术。手术步骤如下。①取下腹部纵切口,进入腹腔后,首先取腹水行细胞学检查。若无腹水,以生理盐水冲洗腹盆腔,取冲洗液行细胞学检查。②全面仔细探查腹盆腔内脏器,包括所有腹膜壁层表面。除可疑部位取活检外,还应对膀胱腹膜反折、直肠子宫陷凹、双侧结肠旁沟腹膜、膈下腹膜(也可使用细胞刮片进行膈下细胞学取样)进行活检。原发肿瘤若局限于卵巢,应仔细检查包膜是否完整。③切除全子宫和两侧卵巢及输卵管，于横结肠下切除大网膜以及任何肉眼可疑的病灶。手术中尽量完整切除肿瘤，避免肿瘤破裂。肿瘤所在侧的骨盆漏斗韧带应行高位结扎以切除。④肉眼可疑阑尾表面或系膜肿瘤受累应行阑尾切除。由于卵巢原发黏液性癌并不常见，所以卵巢黏液性肿瘤患者必须对消化道，包括阑尾进行全面评估，以排除消化道来源的可能。⑤双侧盆腔淋巴结和腹主动脉旁淋巴结切除，切除腹主动脉旁淋巴结时，上界至少达肠系膜下动脉水平，争取达肾静脉水平。

对于年轻尚未完成生育的早期卵巢上皮性癌患者，可以考虑行保留生育功能的手术，称之为保留生育功能的全面分期术（fertility-sparing surgery，FSS）。该手术必须符合以下条件：①全面分期后评估为Ⅰ期（ⅠC 尚存争议）；②病理为常见组织类型（黏液性癌、浆液性癌、子宫内膜样癌等）可以保留，但是透明细胞癌尚存争议，少见的未分化癌、癌肉瘤和神经内分泌癌不建议保留生育功能；③对侧卵巢和子宫外观正常，必要时再行组织活检；④未生育有强烈生育要求时，此手术的手术范围基本等同于全面分期手术，但是需要保留子宫及未受累的对侧卵巢组织。对于双侧卵巢受累的ⅠB 期患者，NCCN 指南中依然可以保留子宫，但是国内尚存争议，可和患者及家属充分沟通交代利弊再行决定。目前已有的多项研究均证实，对于Ⅰ

期卵巢癌患者，进行 FSS 手术和全面分期手术，二者预后没有显著差异。

在偶然发现卵巢上皮性癌，所在医院不具备进一步手术的器械及技术时，建议切除患侧附件后停止手术。将患者转入上级妇科肿瘤中心进一步手术治疗。此时称为再分期手术。由于意外发现的卵巢上皮性癌，术前评估通常不够充分，因此再分期手术前务必充分评估，是否存在残留病灶或其他部位转移。如果仍有残留病灶，建议开腹再分期手术，以确保切净肉眼可见的病灶，手术范围同全面分期手术。如果评估未见明确残留或者其他部位转移，在已经无瘤的情况下可选择腹腔镜再分期手术。

总之，在早期卵巢上皮性癌的手术时，由于肿瘤期别早、预后较好，因此手术的要求应该是：在不破裂、不扩散的情况下切除干净，即精确评估、术中无瘤（开腹首选，在保证无瘤及切净的情况下考虑腹腔镜手术）、标准范围（不要轻易缩小手术范围）。

三、晚期卵巢上皮性癌手术治疗（初次肿瘤细胞减灭术 / 中间型肿瘤细胞减灭术）

肿瘤细胞减灭术是晚期卵巢上皮性癌（FIGO Ⅲ/ Ⅳ期）初始治疗的核心治疗手段，手术后的残余病灶是最重要的预后指标之一。盆腹腔内广泛播散肿瘤的切除，是卵巢上皮性癌特有的概念。其中一个原因是，卵巢上皮性癌病灶多数局限于盆腹腔的腹膜内，肿瘤多播散性生长于腹膜、横膈表面，而较少浸润至盆腹腔内实质脏器，这使得将肿瘤从实质脏器表面剥除成为可能。例如，尽管术中发现大网膜病灶与横结肠致密粘连，但通常锐性分离肿瘤与横结肠即可切除肿瘤，而无须行横结肠切除，甚至不会损伤横结肠肌层。总体上，晚期卵巢上皮性癌的肿瘤细胞减灭术并无标准术式，患者的一般情况（年龄、合并症、营养状态）、术中因素（肿瘤部位、粘连程度、术中生命体征情况 / 麻醉情况、出血量）及手术医生的水平均影响患者肿瘤切除的情况。需要针对性的训练和丰富的经验以成功切除盆腔和上腹腔肿瘤并降低手术并发症发生率。妇科肿瘤医生经常需与外科医生联合，以完成横膈膜剥离、脾切除、肠切除等手术。通常，大型综合医院或肿瘤中心能达到较高的满意肿瘤细胞减灭术比例，一些中心可达到70%~80%。多学科诊疗（multi disciplinary team，MDT）或固定的手术团队可提高完全切除及满意肿瘤细胞减灭术比例。在手术记录中，应详细记录手术初始探查及手术结束时肿瘤病灶大小及位置，以确定两个最重要的预后指标，即肿瘤分期及残余病灶情况。

GOG-182 研究，是目前规模最大的卵巢上皮性癌Ⅲ期临床试验，入组 4 312 例患者。研究发现，FIGO 分期Ⅲ/ Ⅳ期卵巢上皮性癌患者手术切净程度与否是影响预后的重要因素，无肉眼可见病灶、残余病灶<1cm 及残余病灶≥1cm 患者中位

无进展生存期(progression free survival, *PFS*)分别为29个月、16个月和13个月，中位总生存期(overall survival, *OS*)分别为68个月、44个月和30个月。Bristow等对81项研究进行meta分析发现，在术后残余病灶≤3cm比例低于25%的患者队列中，中位*OS*为22.7个月；而在术后残余病灶≤3cm比例高于75%的患者队列中，中位*OS*为33.9个月；队列中达到术后残余病灶≤3cm的患者比例每增加10%，其总体中位生存时间增加5.5%。在FIGO分期Ⅳ期患者的初始手术中，仍然应追求达到最大限度切除肿瘤病灶。三项德国AGO开展的前瞻性Ⅲ期临床试验(AGO-OVAR3、AGO-OVAR5、AGO-OVAR7)指出，针对任何FIGO分期期别的卵巢上皮性癌，完全切除肿瘤均可提高预后。然而，术前肿瘤负荷，尤其是上腹腔病灶(横膈、脾、肝脏、胰腺受累)也是影响肿瘤*PFS*和*OS*的重要因素。因此，影响晚期患者预后的两个最主要指标是，术前肿瘤负荷(包括上腹腔转移病灶)和术后残余病灶大小。

晚期卵巢上皮性癌肿瘤细胞减灭术手术操作包括但不限于以下内容。下腹部手术：盆腔腹膜剥除术。自两侧侧腹膜游离离断骨盆漏斗韧带和圆韧带，前方膀胱腹膜反折，后方直肠侧方腹膜或者直肠前壁肿物完整包裹剥离后，再游离输尿管离断子宫动脉，最终切除子宫和双附件及其周围播散种植的肿瘤。除此之外，当肿瘤累及盆腔实质性脏器时，下腹部手术还可能包括结直肠切除吻合术、膀胱部分切除术、输尿管肿物切除及输尿管膀胱再植术。上腹部手术：小肠的切除吻合手术、横膈腹膜剥离或横膈切除术、脾切除术、肝表面肿物切除或部分肝切除术、胆囊切除术、心膈角淋巴结切除术、胃部分切除术，甚至胰休尾部分切除术等。当妇科医生或妇科肿瘤医生无法独立完成上述手术时，需申请其他相关科室医生协助上台，应尽可能达到 R0 切除的目标。

目前仍存在一些有争议的问题。首先是淋巴结切除在晚期卵巢上皮性癌手术中的意义。三项德国 AGO 开展的前瞻性Ⅲ期临床试验（AGO-OVAR3、AGO-OVAR5、AGO-OVAR7）指出，在无淋巴结转移相关提示及无术后残余病灶患者中，系统性淋巴结切除可能带来一定的 *OS* 获益，切除与不切除患者中位 *OS* 分别为 108 个月和 83 个月（P=0.008 1）。2019 年发表的 LION 研究是一项前瞻性、多中心、随机的Ⅲ期临床试验，该研究发现，肿瘤细胞减灭术达 R0 且术前和术中淋巴结未见异常的晚期卵巢上皮性癌患者，行盆腔和腹主动脉旁淋巴结清扫术无生存获益，且增加术后并发症发生率。因此，基于 LION 研究的结论，目前 NCCN 指南对于晚期卵巢上皮性癌淋巴结切除的推荐是，建议切除能够切除的肿大或者可疑淋巴结，切除临床阴性的淋巴结不是必需的。

其次是新辅助化疗（neoadjuvant chemotherapy，NACT）使用的评估方法及疗效。对于术前评估初次手术难以达到满意肿瘤细胞减灭术患者，可考虑行 NACT。CHORUS 和 EORTC55971 两项随机对照临床试验发现，NACT 后行中间型肿瘤细胞减灭术（interval debulking surgery，IDS）组与初次肿瘤细胞减灭术（primary debulking surgery，PDS）后行化疗组，两组 *PFS* 及 *OS* 无显著差异。但是，NACT+IDS 组能达到更高的满意肿瘤细胞减灭术比例。然而，两项研究的局限性包括，PDS 达到满意的肿瘤细胞减灭术比例低，以及手术并发症和死亡率高等问题。另一项研究，JCOG0602 指出，NACT 并不是总能取代 PDS 作为晚期卵巢上皮性癌、输卵管癌和原发性腹膜癌的常规一线治疗。对于一般状况差且预估对化疗敏感的患者，NACT 可作为初次肿瘤细胞减灭术的一种替代方法。另一项随机对照临床试验 SCORPION 纳入 FIGO 分期ⅢC~Ⅳ期卵巢癌患者，研究发现，PDS 组和 NACT + IDS 组在中位 *PFS*（*HR* 1.05，95% *CI* 0.77~1.44，*P*=0.73）及中位 *OS*（*HR* 1.12，95% *CI* 0.76~1.65，*P*=0.56）上无统计学差异，但 PDS 组术后并发症发生率更高（25.9% vs 7.6%，*P*=0.000 1）。不论 PDS 或 IDS，术后残余病灶均是影响预后的重要指标。

评估患者宜采取 NACT+IDS 的因素包括以下 2 点。①患者基本情况，即伴有严重合并症，以及一般状况较差（术前美国麻醉医师协会 ASA 评分 3~4 分、营养状态差、血清白蛋白<3g/dl）。②肿瘤情况，主要包括上腹腔肿瘤负荷及肿瘤部位、存在大量腹水等。患者如存在上述一个以上

风险因素，预示患者可能难以耐受长时间手术，术后恢复较慢，且如发生并发症，可能影响术后化疗，并增加术后三个月内死亡率。因此，上述患者更可能从 NACT 中获益。目前常用的预测 PDS 能否达到满意的肿瘤细胞减灭术的评分系统包括以下内容。

（1）Fagotti 评分模型

Fagotti 等基于腹腔镜技术建立的预测满意的肿瘤细胞减灭术的评分模型，模型参数包括腹膜转移、横膈转移、肠系膜转移、网膜转移、肠浸润、胃浸润、肝浸润等，每项参数记 2 分，所有分数相加获得的总分数为腹腔镜预测指数值（predictive index value，PIV）。PIV ≥ 10 分的患者 PDS 达到满意的概率为 0，建议行 NACT + IDS。该模型准确性为 77.3%~100%。具体评分标准见表 2-3。

表 2-3　Fagotti 评分模型

腹腔镜特征	表现	分数
腹膜转移	大块 / 粟粒样的腹膜种植病灶	2
横膈转移	广泛腹膜浸润性病灶和 / 或大部分膈面受累	2
肠系膜转移	肠系膜根部受累	2
网膜转移	大网膜饼累及胃大弯处	2
肠浸润	小肠 / 大肠切除和 / 或肠袢上病灶的广泛种植	2
胃浸润	肿瘤侵及胃壁	2
肝浸润	肝脏表面病灶 > 2cm	2

（2）Suidan CT 评分模型

Suidan 研究组开展了前瞻性非随机多中心

研究，评分系统包括3项临床特征及8项影像学特征，得分为0~2、3~5、6~8、≥9分组，预测病灶残留的准确性分别为45%、68%、87%、96%，模型总准确性为72%。当评分≥3分时，推荐进行NACT + IDS。评分标准见表2-4。

表2-4 Suidan CT评分模型

影响因素	*OR*	95%*CI*	分值
临床因素			
年龄≥60岁	1.49	1.14~1.93	1
CA125≥600U/ml	1.29	1.15~1.43	1
ASA评分≥3分	1.60	1.55~1.66	1
CT影像学特征			
脾周病变	1.36	1.13~1.64	1
胃肠道韧带/肝门病变	1.44	1.24~1.67	1
肾门以上腹膜后淋巴结	1.31	1.11~1.55	1
弥漫性小肠粘连/增厚	1.12	1.10~1.14	1
中重度腹水	2.21	1.72~2.83	1
胆囊窝/肝段间裂隙病变	2.00	1.72~2.33	1
小网膜囊病灶>1cm	2.24	1.51~3.31	1
肠系膜上动脉根部病变	4.06	3.12~5.29	1

四、再次肿瘤细胞减灭术

约70%晚期卵巢上皮性癌患者初始治疗后会发生复发，依据停止含铂化疗至诊断复发的间隔时间将卵巢上皮性癌复发分成两大类，间隔时间超过6个月称为铂敏感复发，6个月之内则为铂耐药复发。一般来讲，再次肿瘤细胞减灭术的基本前提包括：铂敏感复发患者、孤立或者寡病灶（非弥散性）、具有可切除性。近年来随着多项临床研究结果的出现，再次肿瘤细胞减灭术的目标日益清晰和严格：切除至无肉眼可见病灶（R0）。

以下为三项关于再次肿瘤细胞减灭术的大型随机对照临床研究，入组患者均为铂敏感复发的初次复发患者（见表 2-5、表 2-6、表 2-7）。

（一）DESKTOP 系列研究

表 2-5 DESKTOP 系列研究

DESKTOP Ⅰ	回顾性研究	• 实现 R0 切除，才能使患者从再次肿瘤细胞减灭术中获益 • 建立了 AGO 评分模型 • 患者同时满足以下三个条件，定义为 AGO 评分阳性：ECOG 0 分；腹水量≤500ml；初次手术达 R0 切除
DESKTOP Ⅱ	前瞻性多中心验证研究	• AGO 评分阳性患者中，达到 R0 切除率为 76%
DESKTOP Ⅲ	前瞻性随机对照研究	• AGO 评分阳性患者达 R0 切除率为 75.5% • AGO 评分阳性患者中，再次肿瘤细胞减灭术联合含铂方案化疗，相比于单纯化疗，可使患者生存获益（中位 *OS* 53.7 个月 vs 46.0 个月） • 再次肿瘤细胞减灭术达 R0 切除，可使患者生存获益最高（中位 *OS* 61.9 个月）

（二）GOG-0213 研究

表 2-6 GOG-0213 研究

GOG-0213 手术部分	前瞻性随机对照研究	• 再次肿瘤细胞减灭术主要入组标准：铂敏感复发、ECOG 0~2 分、无腹水、无腹腔外病灶、无弥漫性转移瘤病灶 • R0 切除率为 67% • 再次肿瘤细胞减灭术联合含铂方案化疗，与单纯化疗相比，生存获益未发现显著性差别

（三）SOC-1 研究

表 2-7 SOC-1 研究

SOC-1	前瞻性随机对照研究（中国，四家中心）	• 建立了 iMODEL 评分系统 • iMODEL 评分联合 PET/CT 筛选手术患者 • iMODEL 评分 ≤ 4.7 分是 R0 切除的预测指标 • 再次肿瘤细胞减灭术联合化疗，相比于单纯化疗，可改善患者的 *PFS*

iMODEL 评分：以下 6 项相加。

①初始 FIGO 分期：Ⅰ、Ⅱ期计 0 分；Ⅲ、Ⅳ期计 0.8 分。

②初次手术残余病灶：R0 切除计 0 分；非 R0 切除（残余病灶直径 ≥ 0.1cm）计 1.5 分。

③无铂间期：≥16 个月计 0 分；<16 个月计 2.4 分。

④ ECOG 评分：0~1 分计 0 分；2~3 分计 2.4 分。

⑤复发时血清 CA125 水平：≤105U/ml 计 0 分；>105U/ml 计 1.8 分。

⑥复发时是否有腹水：无计 0 分；有计 3.0 分。

再次肿瘤细胞减灭术的术前评估内容包括：①肿瘤标记物及身体各项指标的评估；②清楚了解前一次手术的范围、切净程度；③影像学全面评估肿瘤的位置和数量，再次肿瘤细胞减灭术前推荐进行 PET/CT 检查，以更准确地对肿瘤定性和定位；④特殊的准备内容，充分肠道准备，必要时放置输尿管导管或支架，请相应科室医生会诊并协助上台，必要时进行多学科会诊；⑤如果之前未进行基因检测，要交代基因检测的必要性，必要时行基因检测。

再次肿瘤细胞减灭术的手术内容　手术内容没有固定的章法，以切净肿瘤为目的，根据术前评估的复发部位，进行相关手术。可能包括的内容如下：①再次肿瘤细胞减灭术中，涉及肠道手术的可能性大大增加，术前需要对肠切除吻合甚至肠造瘘手术的人员、器械进行准备；②泌尿系统手术，尤其是既往行系统淋巴结清扫、压迫侧盆壁的肿物或者盆腹腔淋巴结复发的情况，术前建议放置输尿管支架或导管，必要时请泌尿外科医生协助进行输尿管膀胱的手术；③若阴道残端复发，需要对肠道、膀胱损伤进行准备，术中甚至有时需要切开膀胱以提供指引，应具有膀胱游离和修补的手术技能；④肝周、肝实质或者肝膈面转移、脾脏转移时，需要进行肝部分切除、膈肌切除、脾切除等手术；⑤输尿管周围转移或少见的肾脏转移压迫，需要输尿管膀胱种植，甚至单侧肾无功能时需要切除肾脏；⑥胸腔、头颅或者锁骨上淋巴结的可切除病灶，也可考虑通过相关专科手术切除。总体来讲，再次肿瘤细胞减灭术的手术内容变化多样，手术技术以及对多学科合作的要求较高，如果本中心的技术设备难以完成此类手术，建议转上级医院诊治。

总之，再次肿瘤细胞减灭术是高度专业性的手术，建议由妇科肿瘤医生实施此类手术。目前被普遍认可的再次肿瘤细胞减灭术的手术适应证包括：①铂敏感复发，术后有可供选择的化疗方案；②腹腔内或腹膜后寡病灶或局限性病灶，无腹水，无弥漫性转移瘤病灶；③患者一般状况良好。铂耐药复发患者极少行再次肿瘤细胞减灭术，仅当 PET/CT 提示有两处以内病灶且无腹水时，可在充分评估下考虑行再次肿瘤细胞减灭术。再次肿瘤细胞减灭术的目的是 R0 切除，即无肉眼可见病灶。目前已有充分证据证明，仅当达到 R0 切除后联合含铂方案化疗，可使患者达到最佳的生存获益。

五、卵巢上皮性癌的姑息性手术

卵巢上皮性癌患者反复复发后，化疗效果不

佳会出现一系列症状，有时为了缓解终末期患者的症状而不得不进行手术，目的是提高患者的生活质量，而非根治肿瘤。

根据患者可能出现的症状，进行相应的姑息性手术。最为常见的是肠梗阻。当肿瘤累及肠系膜或者直接压迫肠管后会出现小肠或结直肠的梗阻，通常随着肿瘤进展，保守性治疗难以解除梗阻，可以考虑梗阻部位近端的肠造瘘手术。术前注意评估肠梗阻的部位，选择造瘘的位置。在多段梗阻或者高位肠梗阻时不宜进行造瘘术，否则造瘘肠管上方如有梗阻，依然无法缓解症状。因此多数情况下，此手术更适用于低位肠梗阻，造瘘部位以横结肠较为多见。高位梗阻可以在介入引导下放置小肠肠梗阻导管、空肠营养管或者胃管。

当肿瘤压迫输尿管导致一侧肾盂积水扩张，但这一侧肾脏功能尚存在时，需要考虑挽救肾脏功能的手术。肿物压迫程度较轻时可在膀胱镜下放置输尿管导管。若放置困难，则需要考虑经皮肾造瘘，再根据具体情况决定是否逆行放置输尿管导管。

腹壁肿物侵透皮肤，尤其是瘤体较大，影响生活质量时，可以考虑皮肤局部肿物切除手术。当肿物直径较大时，需要筋膜的修补术，使用普通补片或者真皮补片均有可能。伤口皮肤缺损较大还需要整形缝合，甚至有皮瓣移植可能。

第二节 恶性生殖细胞肿瘤/性索间质肿瘤的手术治疗

一、初治手术治疗

卵巢生殖细胞肿瘤及性索间质肿瘤好发于青少年女性，均需要进行手术治疗。根据病理类型不同、高危因素不同，选择观察、化疗，有时需要进行放疗。

对于要求保留生育功能的年轻患者，无论分期如何均可保留生育功能。原因在于，大多数恶性生殖细胞肿瘤和性索间质肿瘤为单侧，很少出现对侧卵巢和子宫受累或复发。切除对侧卵巢或子宫不能改善预后。此类肿瘤，尤其是生殖细胞肿瘤，对化疗敏感，规范治疗后预后好。总体来讲此类肿瘤的长期生存率高，为保留生育提供了可能。如果无须保留生育功能且肿瘤超过ⅠA期，NCCN 指南建议行全面分期术或肿瘤细胞减灭术。

卵巢生殖细胞肿瘤及性索间质肿瘤的保留生育功能手术范围有比较多的争议，一定需要切除的是患侧附件和可见的肿瘤病灶，必须要保留的是子宫和对侧外观正常的附件（目前主张没有肉眼异常不必活检）。但是对于局限于卵巢的未破裂的早期患者是否一定要切除大网膜，以及对于临床无淋巴结转移证据的患者是否需要切除淋巴结，尚无统一意见。在儿童恶性生殖细胞肿瘤指南中建议仅对淋巴结、大网膜可疑处进行活检。北京协和医院的一项回顾性研究显示，对于初治早期的患者，切除患侧附件和全面分期手术相比，*PFS* 和 *OS* 没有显著差异。

由于患者群体年轻，手术方式选择时容易出现误区，这里强调两个基本问题。①手术选择以肿瘤预后为优先考虑因素，以开腹手术为宜。如果术前肿瘤标志物未见异常，囊性成分为主，可腹腔镜手术用标本袋完整取出肿瘤。②术前诊断考虑恶性可能且为单侧时，建议进行附件切除。谨慎选择囊肿剔除，或者在做好防护的基础上在标本袋中行囊肿剔除，避免医源性原因导致肿瘤分期升高。

1. 未成熟畸胎瘤的手术治疗

未成熟畸胎瘤往往肿瘤直径超过 10cm，甚至更大，影像学常常显示未成熟畸胎瘤实性成分为主，术前肿瘤标志物往往伴有异常。

初次手术时应首先详细探查，特别是横膈、肝脏表面及腹膜后淋巴结，以进行正确的肿瘤分期。由于绝大多数肿瘤为单侧性，且患者多很年轻，故多主张做单侧附件切除，以保留生育功能。由于约 10% 未成熟畸胎瘤合并对侧卵巢的成熟畸胎瘤，所以仔细视诊和触诊对侧卵巢还是必要的。对于已有腹腔广泛种植转移的患者，应尽可能地做肿瘤细胞减灭术，切除所有肉眼可见的肿瘤，而使肿瘤基本切净。由于肿瘤多为表面种植，很少实质浸润，手术剥除并不困难。手术将肿瘤切净仍是治疗成功的关键，对有广泛种植的病例，仍可以保留健侧卵巢及子宫。

2. 卵黄囊瘤的手术治疗

卵巢卵黄囊瘤绝大多数为单侧性，且患者年轻，故手术范围选择单侧附件切除。对侧有时会合并卵巢成熟性畸胎瘤（发生率 5%~10%），可行成熟畸胎瘤剥除而保留正常卵巢组织，不要将其误认为是双侧性卵黄囊瘤而将其切除。对已有卵巢外转移的晚期肿瘤，应行肿瘤细胞减灭术。手术切除干净程度与预后成正相关，肿瘤细胞减灭术后有无肿瘤残留对预后有显著影响。因此，应该尽量切除肿瘤，但也要避免手术损伤。将原发肿瘤及大块转移种植灶切除是很必要的，但如果手术将伤及脏器的完整性，例如直肠子宫陷凹内的肿瘤，只要能将大块肿瘤挖除，留下少量残存癌组织，手术后进行化疗，仍可以达到治愈的目的，因此不必进行直肠切除或造瘘做人工假肛。总之，手术不宜给患者带来过多创伤。残存的肿瘤组织可依靠化疗消灭。

对于已经在初次就诊医院接受手术的患者，不强调再次手术分期。对于初次手术后仍有大块肿瘤残留者，可以考虑剖腹再次行肿瘤细胞减灭手术。而对于没有肿瘤残留者，建议尽早开始化疗。

3. 卵巢无性细胞瘤的手术治疗

大多数卵巢无性细胞瘤患者的年龄为 10~30

岁,平均21岁。因此,手术范围的选择,应尽可能保留生理及生育功能,做单侧附件切除。但对下列情况,应该谨慎考虑手术范围。①含Y染色体的性发育异常患者:如表现为低雄激素水平,为防止对侧发育不良的性腺再发肿瘤,应做双侧性腺切除。选择双侧附件切除,但可以保留相对正常的子宫,后续周期用药可以使月经来潮。②双侧性肿瘤:无性细胞瘤大多数为单侧,仅10%~20%为双侧。这些双侧性肿瘤中,一部分大体外观为单侧肿瘤,只是通过切开对侧卵巢探查时才发现对侧卵巢有极小肿瘤。剔除肿瘤选择保留部分卵巢应该非常慎重,但对于年龄小、对侧卵巢肿瘤很小且生育愿望强烈的患者可以尝试。可以保留相对正常的子宫,后续周期性用药可以使月经来潮。③肿瘤已属晚期:如已有腹膜后淋巴结或其他部位广泛转移,但未累及对侧卵巢及子宫,可选择单侧附件切除。对于卵巢无性细胞瘤是否需行淋巴结清扫手术,尚有分歧。目前的倾向是,应对淋巴结进行影像学评估,对影像学提示或术中探查发现的增大淋巴结,可进行切除。

二、复发手术治疗

对于复发性卵巢生殖细胞肿瘤及性索间质肿瘤治疗手段有限。如果复发瘤比较局限,体积不大,对化疗敏感,联合化疗或可奏效。如果腹腔内的复发瘤分布范围较广而多或体积偏大,仍需要手术切除,手术后再进行联合化疗。由于复发患者通常预后不佳，不再建议保留生育功能，手术范围以切除复发肿瘤为目标，类似于卵巢上皮性癌的再次肿瘤细胞减灭术。但患者如果保留生育愿望强烈，子宫及剩余侧卵巢未受累，在充分告知风险的情况下，仍可考虑个体化保留生育功能治疗。

但是，卵巢未成熟畸胎瘤的复发有其独特性，可以出现恶性程度逆转的规律，即原发肿瘤为未成熟畸胎瘤，其复发瘤恶性程度有逐渐减轻的倾向，最后转为组织学完全良性的 G0 级成熟畸胎瘤。Logothetis（1992 年）将睾丸恶性生殖细胞瘤化疗后逆转，出现继续增长的成熟畸胎瘤，称为生长性畸胎瘤综合征（growing teratoma syndrome，GTS）。近年来，该名称亦被多位学者引用于卵巢的未成熟畸胎瘤逆转后形成的成熟畸胎瘤。晚期或复发的卵巢未成熟畸胎瘤，未能消失或复发后新出现的肿瘤，其恶性程度将不断减弱，直至超过半年或 1 年左右会逐渐转化为成熟畸胎瘤。这些成熟畸胎瘤或保持稳定，或不断继续增长。肿物长到一定体积，可产生一系列临床症状，包括压迫症状，影响周围脏器的功能，甚至有肠道或泌尿道梗阻及体质的消耗等。

GTS 必须符合以下 3 条标准：①在原发肿瘤部位或其他部位有肿瘤增长；②发生于未成熟畸胎瘤手术化疗后的肿瘤；③肿瘤全部为成熟畸胎瘤，没有未成熟畸胎瘤成分。卵巢未成熟畸胎瘤手术化疗后的 GTS 仅有很少散在的个案病例报道。20 世纪 80 年代北京协和医院收治的卵巢复发性未成熟畸胎瘤中,17 例符合 GTS 标准。17 例患者有以下临床表现。①肿物常为多发性,分布在盆腹腔的不同部位,在上腹腔者多紧贴肝脏。②肿物体积较大,17 例患者中有 10 例直径>10cm,4 例被描述为巨大型。③转化为 GTS 的时间间隔:未成熟畸胎瘤转化为成熟畸胎瘤多在 1 年左右,但也有少数病例在化疗后很长时间间隔后,才出现有明显临床症状的成熟畸胎瘤。

拟诊为 GTS 后,建议剖腹探查,以便明确诊断。必须鉴别肿瘤是病理分级为 G0 级的 GTS 还是大于 G0 级的复发性未成熟畸胎瘤。而且要排除混合型恶性生殖细胞瘤其他成分的复发。GTS 虽然病理组织学良性,可以保持静止稳定状态,但也可能突然快速增长,出现一系列临床症状。因此,需要根据生长速度及压迫部位决定手术时机。明确诊断后方可决定是否需要进一步化疗。

总之,卵巢恶性生殖细胞肿瘤及性索间质肿瘤的发病率较低,多数患者年轻,手术的处理更加需要有经验的肿瘤医生的权衡。总体来讲,以保留生育功能的手术为主,但同时也要注意初次手术的无瘤原则,和在不损伤生活质量的同时尽量切净原则。对于复发后的患者,根据化疗与手术对其治疗作用的多少来决定是否行再次减瘤手术。

参考文献

[1] HOROWITZ NS, MILLER A, RUNGRUANG B, et al. Does aggressive surgery improve outcomes? Interaction between preoperative disease burden and complex surgery in patients with advanced-stage ovarian cancer: an analysis of GOG 182. J Clin Oncol. 2015; 33 (8): 937-943.

[2] DU BOIS A, REUSS A, PUJADE-LAURAINE E, et al. Role of surgical outcome as prognostic factor in advanced epithelial ovarian cancer: a combined exploratory analysis of 3 prospectively randomized phase 3 multicenter trials: by the Arbeitsgemeinschaft Gynaekologische Onkologie Studiengruppe Ovarialkarzinom (AGO-OVAR) and the Groupe d'Investigateurs Nationaux Pour les Etudes des Cancers de l'Ovaire (GINECO). *Cancer*. 2009, 115 (6): 1234-1244.

[3] IGNACE VERGOTE. Neoadjuvant chemotherapy or primary surgery in stage Ⅲ C or Ⅳ ovarian cancer. New Engl J Medicine. 2010 Sep 2; 363 (10): 943-953.

[4] KEHOE S, HOOK J, NANKIVELL M, et al. Primary chemotherapy versus primary surgery for newly diagnosed advanced ovarian cancer (CHORUS): an open-label, randomised, controlled, non-inferiority trial. *Lancet*. 2015, 386 (9990): 249-257.

[5] ONDA T, SATOH T, SAITO T, et al. Comparison of treatment invasiveness between upfront debulking surgery versus interval debulking surgery following neoadjuvant chemotherapy for stage Ⅲ / Ⅳ ovarian, tubal, and peritoneal cancers in a phase Ⅲ randomised trial: Japan Clinical Oncology Group Study JCOG0602. *Eur J Cancer*. 2016, 64: 22-31.

[6] FAGOTTI A, FERRANDINA MG, VIZZIELLI G, et al. Randomized trial of primary debulking surgery versus neoadjuvant chemotherapy for advanced epithelial ovarian cancer (SCORPION-NCT01461850). *Int J Gynecol Cancer*. 2020, 30 (11): 1657-1664.

[7] PETRILLO M, VIZZIELLI G, FANFANI F, et al. Definition of a dynamic laparoscopic model for the prediction of incomplete cytoreduction in advanced epithelial ovarian cancer: proof of a concept. *Gynecol Oncol*. 2015, 139 (1): 5-9.

[8] SUIDAN RS, RAMIREZ PT, SARASOHN DM, et al. A multicenter assessment of the ability of preoperative computed tomography scan and CA-125 to predict gross residual disease at primary debulking for advanced epithelial ovarian cancer. *Gynecol Oncol*. 2017, 145 (1): 27-31.

[9] HARTER P, SEHOULI J, VERGOTE I, et al. Randomized Trial of Cytoreductive Surgery for Relapsed Ovarian Cancer [published correction appears in N Engl J Med. 2022 Feb 17; 386 (7): 704]. *N Engl J Med*. 2021, 385 (23): 2123-2131.

[10] SHI T, ZHU J, FENG Y, et al. Secondary cytoreduction followed by chemotherapy versus chemotherapy alone in platinum-sensitive relapsed ovarian cancer (SOC-1): a multicentre, open-label, randomised, phase 3 trial. *Lancet Oncol*. 2021, 22 (4): 439-449.

[11] COLEMAN RL, SPIRTOS NM, ENSERRO D, et al. Secondary Surgical Cytoreduction for Recurrent Ovarian Cancer. *N Engl J Med*. 2019, 381 (20): 1929-1939.

[12] BILLMIRE DF, CULLEN JW, RESCORLA FJ, et

al. Surveillance after initial surgery for pediatric and adolescent girls with stage I ovarian germ cell tumors: report from the Children's Oncology Group. *J Clin Oncol*. 2014, 32 (5): 465-470.

[13] LIU Q, DING X, YANG J, et al. The significance of comprehensive staging surgery in malignant ovarian germ cell tumors. *Gynecol Oncol*. 2013, 131 (3): 551-554.

[14] 杨佳欣, 沈铿. 妇科恶性生殖细胞肿瘤 [M]. 北京: 中国协和医科大学出版社, 2022.

[15] 陈蔚琳, 黄惠芳, 连利娟. 复发性卵巢未成熟畸胎瘤 34 例分析 [J]. 中国实用妇科与产科杂志, 2004, 20 (11): 675.

（李 舒　俞 梅）

第三章

卵巢恶性肿瘤的化学治疗和放射治疗

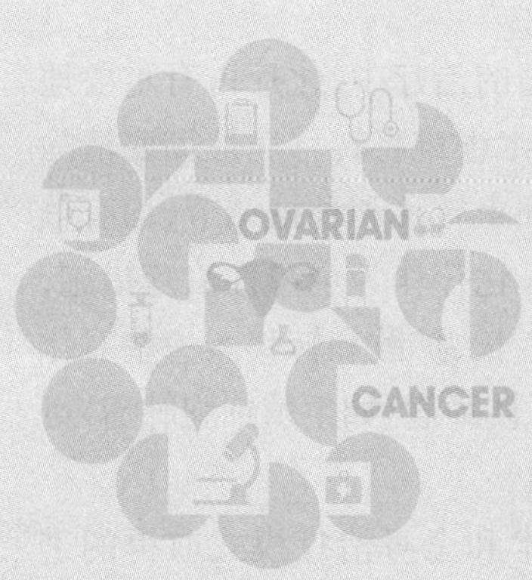

自20世纪70年代以来，烷化剂一直被视为有效的治疗卵巢癌的药物，临床应用的化学治疗（化疗）方案主要有环磷酰胺单药、环磷酰胺联合顺铂以及环磷酰胺联合顺铂和蒽环类药物方案。20世纪90年代初发起的GOG-111研究证实，紫杉醇联合顺铂方案治疗卵巢上皮性癌的无进展生存期（progression free survival，*PFS*）和总生存期（overall survival，*OS*）均优于环磷酰胺联合顺铂方案，从而奠定了紫杉醇在上皮性卵巢癌化疗中的地位。随后的GOG-158研究将紫杉醇联合卡铂方案与紫杉醇联合顺铂方案进行对比，提示二者疗效无统计学差异，且紫杉醇联合卡铂方案的不良反应更小，患者耐受性和生活质量更好。自此，紫杉醇联合卡铂方案成为晚期上皮性卵巢癌的一线化疗方案。即使经过剂量、给药频次或加入其他药物等众多研究探索，紫杉醇联合卡铂方案目前仍作为经典方案得到国际公认，并在多种妇科肿瘤中得到应用。

在卵巢恶性肿瘤的治疗中，化疗占有重要地位。多数情况下，手术很难将转移病灶彻底清除干净。对于残留的细小转移和种植结节，均有赖化学药物进行治疗。化疗作为全身性治疗措施，可以有效控制肿瘤生长、扩散和转移。一些对化疗高度敏感的卵巢恶性肿瘤（如生殖细胞肿瘤）可以通过化疗达到治愈。

由于卵巢癌手术和全身治疗模式取得的进

步，放射治疗地位逐渐边缘化。随着精确放疗技术的出现和应用，放疗在卵巢癌中显示出一定的治疗前景，通常应用于无法达到满意的肿瘤细胞减灭术或者复发转移无法手术或其他治疗欠佳的卵巢癌患者。

第一节 概述

一、化学治疗的分类和给药途径

根据化学治疗（化疗）的目的，可将其分为新辅助化疗、辅助化疗和复发后化疗。

新辅助化疗　在手术前进行化疗以降低肿瘤负荷、保留重要器官、提高局部控制率和手术完整切除率。

辅助化疗　手术后进行化疗以减少肿瘤的复发，或治疗肿瘤细胞减灭术后残留的病灶，包括肉眼可见或镜下的病灶。

复发后化疗　在初始手术、化疗和维持治疗等肿瘤治疗手段后完全缓解一段时间，经临床、生化指标或影像学检查确定复发后进行的化疗，以治疗复发疾病、控制疾病或延长生存期和/或提高生活质量。

根据化疗的途径，可将其分为静脉全身化疗、腹腔化疗或热灌注化疗、胸腔化疗、口服化疗和动脉介入化疗等。

二、化学治疗的总体原则

针对即将接受化疗的卵巢癌患者，在化疗前、化疗期间和化疗后应遵循如下原则（作者注：卵巢、输卵管和腹膜上皮性癌手术及化疗的处理原则一致，因此在后文必要处将相关疾病一起进行介绍）。

1. 开始化疗前，需经评估以确保患者的一般情况和器官功能可耐受化疗。

2. 对于可疑ⅢC或Ⅳ期上皮性卵巢癌患者，在开始治疗前应由妇科肿瘤专家评估，决定是否可以进行初次肿瘤细胞减灭术（PDS）。

3. 对于有保留生育功能要求的患者应转诊至生殖专家评估。

4. 需要讨论化疗的目标。

5. 化疗期间和化疗结束后需密切观察和随访，及时处理化疗过程中出现的不良反应。化疗期间监测患者的血常规及生化指标。根据化疗过程中出现的不良反应和治疗目标对化疗方案和剂量进行调整。

6. 化疗结束后应对治疗效果、后续治疗及远期并发症的可能性进行评估。

7. 鼓励晚期复发患者参加临床试验。

8. 对于复发患者，应详细了解患者既往的化疗方案、剂量、不良反应及剂量调整情况。对于既往使用过铂类药物的患者，再次使用时发生过敏反应的风险会增加，需告知患者发生过敏反应的风险、症状和体征。如果发生过敏反应，应由有经验的医生进行及时治疗。

三、妇科肿瘤化学治疗常用药物分类(表 3-1)

表 3-1 妇科肿瘤化疗常用药物分类

分类	药物名称
烷化剂	环磷酰胺、异环磷酰胺
抗生素类	多柔比星、脂质体多柔比星、博来霉素
抗代谢药物	吉西他滨、氟尿嘧啶、培美曲塞
植物类药	紫杉醇、多西他赛、白蛋白结合型紫杉醇、依托泊苷、托泊替康、长春瑞滨
铂类	顺铂、卡铂、奥沙利铂、奈达铂、洛铂

四、常用化学治疗药物简介

1. 紫杉醇(paclitaxel)

紫杉醇是从红豆杉属植物太平洋杉树皮中提取的二萜化合物。主要作用机制是通过与微管蛋白上鸟苷三磷酸(guanosine triphosphate, GTP)水解位点附近的特异性结合口袋相结合，模拟或增强 GTP 作用，促进微管蛋白二聚体的聚合，阻止微管解聚，抑制分裂间期和有丝分裂期细胞微管网(对维持细胞功能十分重要)的正常动态重组，将肿瘤细胞周期阻断于 G2/M 期。同时紫杉醇可导致微管束的排列异常，影响肿瘤细胞分裂。

紫杉醇注射液是一种无色透明或微黄色黏稠溶液。每1ml中含有6mg紫杉醇、527mg纯化的聚氧乙烯蓖麻油和49.7%的脱水乙醇。

紫杉醇主要适用于卵巢癌的一线化疗、铂敏感复发性卵巢癌的治疗、铂耐药复发性卵巢癌的治疗、卵巢恶性生殖细胞肿瘤、卵巢恶性性索间质肿瘤等。主要不良反应包括血液学毒性、过敏反应、心血管毒性、神经毒性、关节痛和肌痛等，具体表述如下。

血液学毒性　主要的剂量限制性毒性。主要表现为白细胞减少、粒细胞减少、血小板减少和贫血。

过敏反应　发生率为30%~41%，严重过敏反应发生率为2%~5%。主要表现为皮肤瘙痒、潮红、呼吸困难、恶心、弥漫性荨麻疹、血管性水肿等，严重者可导致死亡。严重过敏反应几乎都发生在给药后的2~3分钟，大多数患者发生于首次或第2次用药时。输注紫杉类药物前（白蛋白结合型紫杉醇除外），可予以患者糖皮质激素联合组胺H_1和H_2受体拮抗剂预处理，预防超敏反应的发生。

心血管毒性　紫杉醇可以引发心律失常，一般临床上较常见的是无症状性或者可逆性心动过缓，患者可能出现心肌缺血、心肌梗死、室性心动过速、房室束支传导阻滞等症状。化疗期间需进行心电监测。

神经毒性　神经毒性是紫杉醇引起的常见不

良反应，也是紫杉醇限制剂量的主要原因。但由于目前临床缺乏统一规范的诊断标准，不同研究间神经毒性的发病率波动极大，而应用的紫杉类药物剂量、化疗周期、输注时间和速度、是否联用铂类等其他神经毒性药物、本身基础疾病等亦会影响药物的神经毒性。紫杉醇神经毒性表现在感觉系统主要为肢体麻木、触觉丧失、伴有疼痛性的感觉异常、灼热感。大多数患者呈现典型的手套-袜套样分布，但不涉及运动神经系统症状，具有剂量蓄积性。上述神经病变通常会在治疗终止后3个月左右缓解，而多西他赛诱发的神经病变在治疗终止后一般会自行缓解。

关节痛和肌痛　关节痛、肌痛发生的频率和严重程度与紫杉醇治疗的剂量或者给药时间没有显著相关性。半数以上接受紫杉类药物治疗的患者存在关节痛或肌痛，但一般症状较轻且通常呈一过性，在紫杉醇治疗后2~3天出现，之后几天内恢复，也可采用非甾体抗炎药对症处理。

2. 顺铂（cisplatin）

顺铂是含铂制剂，对多种实体肿瘤均有治疗作用，可供静脉、胸腔、腹腔等途径给药。顺铂能与DNA结合，引起交叉联结，从而破坏DNA的功能，并抑制细胞有丝分裂，属于细胞周期非特异性药物。

顺铂的肾脏毒性较突出，单次中、大剂量用药后，偶会出现轻微、可逆的肾功能障碍，可出现微量血尿。多次高剂量和短期内重复用药，会出现不可逆的肾功能障碍，严重时肾小管坏死，导致无尿和尿毒症。因此，在用药期间必须进行水化和利尿，并监测尿量，嘱患者多饮水。

顺铂的胃肠道反应明显，包括恶心、呕吐、食欲减低和腹泻等，反应常在给药后 1~6 小时内发生，用药期间需积极止吐治疗。

3. 卡铂（carboplatin）

卡铂是顺铂的衍生物，其化学稳定性好，溶解度高。卡铂与 DNA 作用后，形成交联和解除交联的速度均较顺铂慢。卡铂的血浆清除过程呈双相，清除较顺铂慢。卡铂通过尿液排泄较顺铂多。与顺铂不同，卡铂较少与血浆蛋白结合，主要通过肾小球滤过，当肌酐清除率<60ml/min 时应注意调整剂量。卡铂的主要毒性反应为骨髓抑制，尤其以血小板减少最为明显，具有剂量限制性。卡铂的其他非血液学毒性（胃肠道毒性、肾毒性、神经毒性和耳毒性）均低于顺铂。

4. 脂质体多柔比星（pegylated liposomal doxorubicin，PLD）

PLD 是将多柔比星包封于聚乙二醇化脂质体中的新型蒽环类药物。在传统蒽环类药物抗肿瘤活性的基础上，因药物剂型的改变，其药代动力学与多柔比星截然不同。脂质体经聚乙二醇化结构修饰后具有亲水性，保护脂质体不被血浆中的血浆蛋白调理素接近，可逃逸网状内皮系统的吞噬清除，增加药物在体内的稳定性，延长半衰期。

主要不良反应为骨髓抑制、手足综合征、口腔黏膜炎、恶心、呕吐、心脏毒性等。PLD 的心脏毒性显著低于多柔比星，其发生率为 1%~10%，最大累积剂量尚待进一步研究确认。用药期间需常规行心电图检查。

5. 吉西他滨（gemcitabine）

吉西他滨为嘧啶类抗肿瘤药物，主要用于复发卵巢癌。主要不良反应是骨髓抑制，为剂量限制性毒性，常导致中性粒细胞和血小板减少。

6. 依托泊苷（etoposide，VP-16）

主要剂型为片剂和针剂。片剂主要用于铂耐药复发性卵巢癌的治疗，针剂主要用于卵巢恶性生殖细胞肿瘤的化疗。骨髓抑制是最常见的不良反应，是剂量限制性毒性。其他不良反应包括胃肠道反应、过敏反应、皮肤反应、神经毒性等。

7. 博来霉素（bleomycin）

博来霉素属于糖肽类抗生素，主要作用于 G2 期和 M 期，可用于肌内注射、静脉注射、皮下注射及胸膜腔内注射，最常用于卵巢恶性生殖细胞肿瘤的治疗。约 10% 的患者会发生肺部不良反应，最常见的是肺炎，表现为呼吸困难和细啰音，严重时会发生肺纤维化。约 1% 的患者可能会因此而死亡。肺毒性与剂量和年龄相关，在年龄超过 70 岁的患者和总剂量达到 400mg 的患者中更加常见。建议用药期间定期行肺功能检测和肺部影像学检查，以及时发现肺毒性。除肺毒性外，本药还可以导致黏膜炎、发热、肝损害等，如果使用时发生外渗，可能会引起严重的皮肤损害。

8. 异环磷酰胺（ifosfamide）

属于烷化剂抗肿瘤药物，主要用于卵巢癌肉瘤的化疗。不良反应主要为骨髓抑制、泌尿道反应（可致出血性膀胱炎，大剂量应用时需水化、利尿，同时给予尿路保护剂美司钠）、中枢神经系统毒性等。

9. 托泊替康（topotecan）

是喜树碱的半合成衍生物，是具有拓扑异构酶Ⅰ抑制活性的抗肿瘤药物，主要用于复发卵巢癌的化疗。主要不良反应是骨髓抑制，是剂量限制性毒性。

第二节 卵巢上皮性癌的化学治疗

一、卵巢上皮性癌的一线化学治疗

（一）卵巢、输卵管和腹膜上皮性癌的一线化疗指征

1. 高级别浆液性癌

Ⅰ～Ⅳ期所有患者均需化疗。

2. 低级别浆液性癌

(1) ⅠA、ⅠB 期可观察；

(2) ⅠC 期可选择观察、化疗（化疗后可观察或内分泌维持治疗）或内分泌治疗；

(3) Ⅱ～Ⅳ期可选择化疗（化疗后内分泌维持

治疗）或内分泌治疗。

3. 子宫内膜样癌

(1) ⅠA、ⅠB 期，组织分级 G1 可观察；

(2) ⅠA、ⅠB 期，组织分级 G2 可选择观察或化疗；

(3) ⅠA、ⅠB 期，组织分级 G3 需化疗；

(4) ⅠC 期，组织分级 G1 可选择观察或化疗（化疗后可选择观察或内分泌维持治疗）或内分泌治疗；

(5) ⅠC 期，组织分级 G2、G3 需化疗；

(6) Ⅱ~Ⅳ期，组织分级 G1 可选择化疗（化疗后可选择观察或内分泌维持治疗）或内分泌治疗；

(7) Ⅱ~Ⅳ期，组织分级 G2、G3 需化疗。

4. 卵巢癌肉瘤

Ⅰ~Ⅳ期所有患者均需化疗。

5. 透明细胞癌

(1) ⅠA、ⅠB、ⅠC1 期，可选择观察或化疗；

(2) ⅠC2~Ⅳ期，需化疗。

6. 黏液性癌

(1) ⅠA、ⅠB 期，可观察；

(2) ⅠC 期，可选择观察或化疗；

(3) Ⅱ~Ⅳ期，需化疗。

7. 交界性肿瘤

术后无残留病灶且病理无浸润性种植者不需要化疗；如病理诊断为低级别浆液性癌，则按相应期别处理。

（二）卵巢、输卵管和腹膜上皮性癌的一线化疗方案

对于Ⅰ期的高级别浆液性癌患者，推荐化疗6个疗程，其他病理类型推荐化疗3~6个疗程；对于Ⅱ~Ⅳ期患者，推荐化疗6个疗程。

1. 紫杉醇+卡铂（TC）静脉化疗三周疗方案（表3-2）

表3-2　紫杉醇+卡铂（TC）静脉化疗三周疗方案

方案	药物	剂量及途径	疗程间隔
TC静脉化疗三周疗方案	紫杉醇（T）	D1：175mg/m²，静脉滴注，超过3小时	3周
	卡铂（C）	D1：AUC 5~6，静脉滴注，超过1小时	

D1，化疗周期第1天；AUC，血药浓度-时间曲线下面积。

注意事项

（1）用药顺序：先用紫杉醇，再用卡铂。

（2）过敏反应和紫杉醇溶剂中的蓖麻油有关，主要出现在用药后5分钟内。主要表现为颜面潮红、皮疹、呼吸困难和血压降低等，严重时可出现过敏性休克。因此，应用该方案需要严格的预处理：

1）应用紫杉醇前12小时及前6小时，分别口服地塞米松10mg；

2）应用紫杉醇前30分钟，肌内注射苯海拉明

50mg；

3）应用紫杉醇前 30 分钟，西咪替丁 300mg，静脉滴注。

(3) 紫杉醇的严重过敏反应 90% 以上发生于第一个疗程，因此，建议在第一个疗程中先给予实验量。具体为：紫杉醇 30mg+0.9%NaCl 100ml，静脉滴注，持续 30 分钟。如果无过敏反应，再将余量配液输注。

(4) 监测：化疗第一小时每 15 分钟测血压、脉搏一次，此后每半小时测量一次至用药结束两个小时。

2. 紫杉醇 + 顺铂（TP）静脉腹腔联合化疗方案（表 3-3）

表 3-3 紫杉醇 + 顺铂（TP）静脉腹腔联合化疗方案

方案	药物	剂量及途径	疗程间隔
TP	紫杉醇（T）	D1：135mg/m²，静脉滴注，超过 3 小时或 24 小时 D8：60mg/m²，腹腔注射	3 周
	顺铂（P）	D2：75~100mg/m²，腹腔注射	

D1，化疗周期第 1 天；D2，化疗周期第 2 天；D8，化疗周期第 8 天。

注意事项

(1) 对于接受满意肿瘤细胞减灭术的Ⅱ~Ⅲ期患者，可考虑选择本方案。研究表明，与传统 TC 静脉三周疗方案相比，本方案可改善患者预后，但毒性较大。

(2)本方案预处理和监测与 TC 方案相同。

(3)顺铂的肾毒性强，化疗期间需要大量输液水化，以化疗当天和用药后第二天最重要，每日静脉补液量至少 1 500ml，以保证尿量不少于 100ml/h。化疗后一周内鼓励患者大量饮水。

(4)顺铂为强致吐剂，化疗期间应注意止吐治疗。推荐在化疗前采用三药联合方案，首选 5-HT_3 受体拮抗剂、地塞米松和 NK-1 受体拮抗剂的联用方案。对于既往使用标准三联方案仍出现暴发性或难治性呕吐的患者，可考虑在三联方案基础上加用奥氮平。对于食欲差、呕吐严重的患者，需要结合患者年龄和心脏功能适当增加静脉补液量。

3. 紫杉醇周疗 + 卡铂三周疗方案(表 3-4)

表 3-4 紫杉醇周疗 + 卡铂三周疗方案[剂量密集性 TC 方案(dose-dense TC，ddTC)]

方案	药物	剂量及途径	疗程间隔
dd-TC	紫杉醇(T)	D1、D8、D15：80mg/(m^2·d)，静脉滴注，超过 1 小时	3 周
	卡铂(C)	D1：AUC 5~6，静脉滴注，超过 1 小时	

D1，化疗周期第 1 天；D8，化疗周期第 8 天；D15，化疗周期第 15 天；AUC，血药浓度 - 时间曲线下面积。

注意事项

(1) 该方案来自 JGOG3016 研究，研究结果表明该方案效果优于 TC 三周疗方案，但近期的 ICON8 和 GOG262 研究结果提示两种方案疗效无统计性差异。

(2) 预处理中苯海拉明和西咪替丁的用法与 TC 三周疗方案相同，因紫杉醇周疗需每周进行，激素用量较大，可于用药前 30 分钟地塞米松 10mg 静脉滴注。用药期间监测方法与 TC 三周疗方案相同。

4. 紫杉醇周疗 + 卡铂周疗方案（表 3-5）

表 3-5 紫杉醇周疗 + 卡铂周疗方案（weekly-TC）

方案	药物	剂量及途径	疗程间隔
weekly-TC	紫杉醇（T）	D1、D8、D15：60mg/(m^2·d)，静脉滴注，超过 1 小时	3 周
	卡铂（C）	D1、D8、D15：AUC 2/d，静脉滴注，超过 30 分钟	

D1，化疗周期第 1 天；D8，化疗周期第 8 天；D15，化疗周期第 15 天；AUC，血药浓度 - 时间曲线下面积。

注意事项

(1) 该方案来自 MITO-7 研究，研究表明该方案的疗效与 TC 三周疗方案相似。

(2)紫杉醇和卡铂均为每周用药,连续应用18周。

(3)该方案对生活质量影响较小,患者耐受性好,推荐年龄>70岁以及有合并症的患者使用。对于该类人群,也可采用紫杉醇135mg/m^2+卡铂AUC 5的三周疗方案。

(4)预处理和监测与紫杉醇周疗+卡铂三周疗方案相同。

5. 多西他赛+卡铂三周疗方案(表3-6)

表3-6 多西他赛+卡铂三周疗方案(DC)

方案	药物	剂量及途径	疗程间隔
DC	多西他赛(D)	D1:60~75mg/m^2,静脉滴注,超过1小时	3周
	卡铂(C)	D1:AUC 5~6,静脉滴注,超过1小时	

D1,化疗周期第1天。

注意事项

(1)该方案来自SCOTROC1研究,研究表明该方案与TC三周疗方案疗效相当,严重粒细胞减少发生率增加,但急性过敏反应、感觉和运动神经毒性发生率显著下降。因此,粒细胞减少或高危患者应避免使用此方案,而对紫杉醇过敏或神经病变高危患者(如合并糖尿病患者),可考虑使用该方案。

(2)预处理:地塞米松8mg,口服,每日2次,给药前共服 3 天。

(3) 先用多西他赛，再用卡铂。

(4) 监测同 TC 三周疗方案。

6. 脂质体多柔比星 + 卡铂（PLD-C）方案（表 3-7）

表 3-7 脂质体多柔比星 + 卡铂（PLD-C）方案

方案	药物	剂量及途径	疗程间隔
PLD-C	脂质体多柔比星（PLD）	D1：30mg/m^2，静脉滴注，超过 1 小时	4 周
	卡铂（C）	D1：AUC 5，静脉滴注，超过 1 小时	

D1，化疗周期第 1 天。

注意事项

(1) 该方案来自 MITO-2 研究，与 TC 三周疗方案相比，该方案未能改善 *PFS* 和 *OS*，血液学毒性（3~4 级贫血、血小板减少）增加，但脱发和神经病变发生率显著降低。对于神经病变高危或已出现神经病变患者，以及对外貌要求高，需要避免脱发的患者，可考虑该方案。

(2) 手足综合征是脂质体多柔比星较特异的不良反应，一般在用药第 2~3 周期出现，伴有疼痛，多数患者可在 2 周内自行缓解，应用维生素 B_6 可预防或减轻手足综合征。

(3) 蒽环类药物导致的心脏毒性可分为急性、慢性和迟发性。慢性和迟发性心脏毒性与药物累积剂量呈正相关。PLD的心脏毒性显著低于多柔比星,发生率为1%~10%,最大累积剂量尚待进一步研究确认。

7. 含有贝伐珠单抗的方案(表3-8)

表3-8 含有贝伐珠单抗的方案(TC-BEV)

方案	药物	剂量及途径	疗程间隔	疗程数
TC-BEV	紫杉醇(T)	D1:175mg/m², 静脉滴注,超过3小时	3周	6
	卡铂(C)	D1:AUC 5~6,静脉滴注,超过1小时		
	贝伐珠单抗(BEV)	D1:7.5mg/kg或15mg/kg,静脉滴注,30~90分钟		从化疗第2疗程开始,化疗完成后再进行12个疗程的贝伐珠单抗治疗(ICON-7)或从化疗第2疗程开始,化疗完成后再继续应用至22疗程的贝伐珠单抗治疗(GOG218)

D1,化疗周期第1天;AUC,血药浓度-时间曲线下面积。

注意事项

(1) 该方案来自 ICON-7 和 GOG218，研究表明对于Ⅳ期、无法手术的Ⅲ期、ⅢC 期术后有残留病灶以及术前有大量腹水者，使用该方案可获益。

(2) 贝伐珠单抗应在伤口完全愈合后使用，术后 28 天内不应使用。

(3) 用药顺序为：紫杉醇 - 卡铂 - 贝伐珠单抗，均为第一天给药。

(4) 使用贝伐珠单抗期间和用药后应常规监测血压和尿常规。如发生高血压，或患者血压较基线明显升高，则推荐开始使用降压药物。如尿蛋白 ≥ 2+，应做 24 小时尿蛋白定量。如出现 24 小时尿蛋白水平 > 2g，应暂停贝伐珠单抗治疗。

(5) 用药时可能发生的严重并发症包括消化道穿孔、出血、肾病综合征和充血性心力衰竭等，应密切监测。

(三) 卵巢癌肉瘤的化疗方案

对于卵巢癌肉瘤患者，上述“卵巢、输卵管和腹膜上皮性癌的一线化疗方案”均可采用。此外，还可采用以下三种化疗方案。

1. 卡铂＋异环磷酰胺(CI)方案(表 3-9)

表 3-9 卡铂＋异环磷酰胺(CI)方案

方案	药物	剂量及途径	疗程间隔	疗程数
CI	卡铂(C)	D1：AUC 5，静脉滴注，超过 1 小时	3 周	4~6
	异环磷酰胺(I)	D1：3.0g/m^2，静脉滴注，超过 2 小时		

D1，化疗周期第 1 天。

注意事项

(1)该方案源自子宫癌肉瘤的研究。

(2)异环磷酰胺有膀胱毒性，用药期间需要水化，每日静脉补液至少 2 000ml，并监测尿量，每小时尿量不应小于 100ml。

(3)使用异环磷酰胺需用美司钠解救。

2. 顺铂＋异环磷酰胺(PI)方案(表 3-10)

表 3-10 顺铂＋异环磷酰胺(PI)方案

方案	药物	剂量及途径	疗程间隔	疗程数
PI	顺铂(P)	D1~D5：20mg/(m^2·d)，静脉滴注，超过 1 小时	3 周	8
	异环磷酰胺(I)	D1~D5：1.5g/(m^2·d)，静脉滴注，超过 1 小时		

D1~D5，化疗周期第 1 到第 5 天。

注意事项

(1)该方案源自子宫癌肉瘤的研究。

(2)异环磷酰胺有膀胱毒性，顺铂有肾毒性，用药期间均需要水化，每日静脉补液至少 2 000ml，并监测尿量，每小时尿量不应小于100ml。

(3)美司钠的应用同 CI 方案。

3. 紫杉醇 + 异环磷酰胺(TI)方案(表 3-11)

表 3-11　紫杉醇 + 异环磷酰胺(TI)方案

方案	药物	剂量及途径	疗程间隔	疗程数
TI	紫杉醇(T)	D1：135mg/m^2，静脉滴注，超过 3 小时	3 周	8
	异环磷酰胺(I)	D1~D3：1.6g/(m^2·d)，静脉滴注，超过 1 小时		

D1~D3，化疗周期第 1 到第 3 天。

注意事项

(1)该方案源自子宫癌肉瘤的研究。

(2)用药顺序：先用紫杉醇，再用异环磷酰胺。

(3)紫杉醇的预处理同 TC 三周疗方案。

(4)异环磷酰胺有膀胱毒性，用药期间需要水化，每日静脉补液至少 2 000ml，并监测尿量，每小时尿量不应小于 100ml。

(5)美司钠的应用同 CI 方案。

（6）该方案的骨髓抑制副反应较重，建议密切监测血常规。

（四）黏液性卵巢癌、输卵管癌和腹膜癌的化疗方案

对于黏液性卵巢癌、输卵管癌和腹膜癌患者，上述"卵巢、输卵管和腹膜上皮性癌的一线化疗方案"均可采用。此外，还可采用以下两种化疗方案。

1. 5-氟尿嘧啶+亚叶酸钙+奥沙利铂（mFOLFOX6）方案（表 3-12）

表 3-12 5-氟尿嘧啶+亚叶酸钙+奥沙利铂（mFOLFOX6）方案

方案	药物	剂量及途径	疗程间隔
mFOLFOX6	奥沙利铂	D1：85mg/m²，静脉滴注，超过 2 小时	2 周
	亚叶酸钙	D1：400mg/m²，静脉滴注，超过 2 小时	
	5-氟尿嘧啶	D1：400mg/m²，静脉推注，然后 2.4g/m²，持续静脉滴注 46 小时	

D1，化疗周期第 1 天。

注意事项

（1）该方案源自结直肠癌化疗方案。

（2）5-氟尿嘧啶的抗肿瘤作用受体内四氢叶酸水平的影响，外源性增加亚叶酸钙能够提高其

抗肿瘤作用，同时也可拮抗毒性反应。

(3) 化疗第 1 天开始静脉滴注亚叶酸钙，至用药一半时开始静脉推注 5- 氟尿嘧啶。

(4) 5- 氟尿嘧啶应静脉持续滴注，需用微量泵泵入。

(5) 5- 氟尿嘧啶的不良反应主要为消化道反应，注意患者的胃肠道症状和排便情况，警惕伪膜性肠炎。

(6) 奥沙利铂的不良反应主要为骨髓抑制、消化道反应和神经毒性，其中神经毒性的发生率达 85%~95%，可伴有痛性痉挛，遇到寒冷刺激症状会加重，为剂量累积性毒性。

2. 卡培他滨 + 奥沙利铂(XELOX)方案(表 3-13)

表 3-13　卡培他滨 + 奥沙利铂(XELOX)方案

方案	药物	剂量及途径	疗程间隔
XELOX	卡培他滨	D1~D14：每次 $1g/m^2$，每日 2 次，口服	3 周
	奥沙利铂	D1：$130mg/m^2$，静脉滴注，超过 2 小时	

D1~D14，化疗周期第 1 到第 14 天。

注意事项

(1) 该方案源自结直肠癌化疗方案。

(2) 使用卡培他滨时，约半数患者会出现手足综合征，表现为麻木、感觉迟钝、疼痛感，皮肤会出现肿胀、红斑、脱屑、水泡等。多数较轻微，使用维生素 B_6 可改善症状。

（五）卵巢透明细胞癌的化疗方案

对于卵巢透明细胞癌患者，上述“卵巢、输卵管和腹膜上皮性癌的一线化疗方案”均可采用。但卵巢透明细胞癌对化疗不敏感，可鼓励患者参加临床试验。此外，以下化疗方案可作为替代方案。

伊立替康 + 顺铂（CPT-P）方案（表 3-14）

表 3-14 伊立替康 + 顺铂（CPT-P）方案

方案	药物	剂量及途径	疗程间隔	疗程数
CPT-P	伊立替康	D1、D8、D15：60mg/(m^2·d)，静脉滴注，超过 1 小时	4 周	6
	顺铂	D1：60mg/m^2，静脉滴注，超过 1 小时		

D1，化疗周期第 1 天；D8，化疗周期第 8 天；D15，化疗周期第 15 天。

注意事项

（1）该方案源自 JGOG3017。研究表明，该方案与 TC 方案疗效相当。

（2）用药顺序：先用伊立替康，再用顺铂。

（3）该方案的常见不良反应主要为消化道反应，包括食欲减退、腹泻、恶心、呕吐等。

（4）延迟性腹泻是伊立替康较为特异的不良

反应，发生率为 80%~90%，其中严重者约占 39%。中位发生时间为用药后第 5 天，平均持续 4 天，严重者可致死。用药 24 小时后出现的腹泻均应视为延迟性腹泻，一旦出现第一次水样便或腹部异常肠蠕动，应立即开始口服洛哌丁胺，首剂 4mg，以后 2mg，每 2 小时一次，至少 12 小时，直到末次水样便后继续用药 12 小时，最长用药时间不超过 48 小时。若 48 小时后仍有腹泻，应开始预防性口服广谱抗生素（喹诺酮类药物）7 天，并换用其他止泻治疗方法。

(5) 应用顺铂期间需水化并监测尿量，并予止吐治疗。

（六）腹腔热灌注化疗

腹腔热灌注化疗（hyperthermic intraperitoneal chemotherapy，HIPEC）主要用于预防和治疗妇科肿瘤的腹膜种植转移。Ⅲ期随机对照临床研究证实，新辅助化疗后行肿瘤细胞减灭术的Ⅲ期卵巢癌患者，与常规仅进行静脉化疗者相比，生存明显改善。研究中 HIPEC 采用的方案为顺铂 $100mg/m^2$ 腹腔灌注，90 分钟，40℃。据报道亚洲人群接受 HIPEC 时，当顺铂使用剂量达到 $90mg/m^2$ 时（40℃，治疗 1 小时），急性肾损伤的发生率可达到 40%，其中 37% 可发展为慢性肾损伤。因此，国内 HIPEC 治疗专家共识建议顺铂给药剂量不超过 $80mg/m^2$。

二、复发性卵巢上皮性癌的化学治疗

（一）铂敏感复发性卵巢癌、输卵管癌和腹膜癌的化疗方案（表3-15）

表3-15　铂敏感复发性卵巢癌、输卵管癌和腹膜癌的化疗方案

首选方案	其他可选择方案		特定人群方案
卡铂+吉西他滨±贝伐珠单抗	卡铂	异环磷酰胺	卵巢黏液性癌： 5-氟尿嘧啶+亚叶酸钙+奥沙利铂±贝伐珠单抗、卡培他滨+奥沙利铂±贝伐珠单抗
卡铂+脂质体多柔比星±贝伐珠单抗	卡铂+多西他赛	伊立替康	紫杉醇过敏： 卡铂+白蛋白结合型紫杉醇
卡铂+紫杉醇±贝伐珠单抗	卡铂+紫杉醇周疗	奥沙利铂	年龄>70岁： 卡铂+紫杉醇（老年剂量）
顺铂+吉西他滨	卡培他滨	紫杉醇	透明细胞癌： 顺铂+伊立替康
	顺铂	白蛋白结合型紫杉醇	
	环磷酰胺	培美曲塞	
	多柔比星	长春瑞滨	

对于铂敏感复发性患者，推荐采用含铂联合方案化疗，疗程数可根据疗效及不良反应进行调

整。上述表格中的卡铂 + 紫杉醇、卡铂 + 脂质体多柔比星、卡铂 + 多西他赛等方案的具体用药，请参考“卵巢、输卵管和腹膜上皮性癌的一线化疗方案”。

1. 卡铂 + 吉西他滨（GC）方案（表 3-16）

表 3-16　卡铂 + 吉西他滨（GC）方案

方案	药物	剂量及途径	疗程间隔
GC	吉西他滨（G）	D1、D8：1 000mg/（m^2·d），静脉滴注，超过 30 分钟	3 周
	卡铂（C）	D1：AUC 4，静脉滴注，超过 1 小时	

D1，化疗周期第 1 天；D8，化疗周期第 8 天。

注意事项

（1）该方案的血液学毒性较明显，粒细胞减少和血小板减少的发生率可达 42% 和 30%。

（2）用药期间需积极止吐，因复发患者既往使用过铂类药物，因此再次应用需注意卡铂过敏的征象。

（3）如果化疗期间出现粒细胞 $<0.5\times10^9$/L（持续超过 5 天）或粒细胞 $<0.1\times10^9$/L（持续超过 3 天）、粒细胞减少伴发热、血小板 $<25\times10^9$/L 或化疗疗程推迟超过 1 周，吉西他滨在 D1 和 D8 的剂量应减至 800mg/m^2。如果经过以上的减量仍出现上述不良反应，应仅在 D1 应用吉西他滨（800mg/m^2）。

2. 顺铂＋吉西他滨（GP）方案（表 3-17）

表 3-17 顺铂＋吉西他滨（GP）方案

方案	药物	剂量及途径	疗程间隔
GP	吉西他滨（G）	D1、D8：1 000mg/（m^2·d），静脉滴注，超过 30 分钟	3 周
	顺铂（P）	D1：70mg/m^2，静脉滴注，超过 1 小时	

D1，化疗周期第 1 天；D8，化疗周期第 8 天。

注意事项

用药期间需积极止吐和水化治疗，请参考“卵巢、输卵管和腹膜上皮性癌的一线化疗方案”中的 TP 方案。

3. 卡铂＋白蛋白结合型紫杉醇方案（表 3-18）

表 3-18 卡铂＋白蛋白结合型紫杉醇（nab-p+C）方案

方案	药物	剂量及途径	疗程间隔
nab-p+C	白蛋白结合型紫杉醇（nab-p）	D1、D8、D15：100mg/（m^2·d），静脉滴注，超过 30 分钟	4 周
	卡铂（C）	D1：AUC 5，静脉滴注，超过 1 小时	

D1，化疗周期第 1 天；D8，化疗周期第 8 天；D15，化疗周期第 15 天。

注意事项

白蛋白结合型紫杉醇用药前不需要预处理。

4. 白蛋白结合型紫杉醇单药方案(表 3-19)

表 3-19 白蛋白结合型紫杉醇单药方案

药物	剂量及途径	疗程间隔
白蛋白结合型紫杉醇	D1: 260mg/m², 静脉滴注, 超过 30 分钟	3 周

D1, 化疗周期第 1 天。

注意事项

常见不良反应为粒细胞减少和外周神经毒性。

(二) 铂耐药复发性卵巢癌、输卵管癌和腹膜癌的化疗方案(表 3-20)

表 3-20 铂耐药复发性卵巢癌、输卵管癌和腹膜癌的化疗方案

首选方案	其他可选择方案	
多西他赛	卡培他滨	白蛋白结合型紫杉醇
依托泊苷口服	环磷酰胺	紫杉醇
吉西他滨	多柔比星	奥沙利铂
脂质体多柔比星 ± 贝伐珠单抗	异环磷酰胺	培美曲塞
紫杉醇周疗 ± 贝伐珠单抗	伊立替康	长春瑞滨
托泊替康 ± 贝伐珠单抗	索拉非尼 + 托泊替康	

对于铂耐药复发性卵巢癌、输卵管癌和腹膜癌，一般推荐非铂单药化疗方案，也可加用贝伐珠单抗以提高化疗反应率。治疗期间需定期评估疗效和不良反应，一般应持续用药直至出现肿瘤进展。

1. 多西他赛单药方案（表 3-21）

表 3-21 多西他赛单药方案

药物	剂量及途径	疗程间隔
多西他赛	D1：100mg/m^2，静脉滴注，超过 1 小时	3 周

D1，化疗周期第 1 天。

注意事项

(1) 多西他赛用药前需要预处理，于给药前 24 小时开始口服地塞米松，8mg，每日 2 次，至化疗后 48 小时。

(2) 该方案血液学毒性较明显，如出现粒细胞<1.0×10^9/L、粒细胞减少伴发热或其他Ⅲ度以上不良反应，应减量至 80mg/m^2。如果减量后仍出现上述反应，可减量至 60mg/m^2。低于此剂量浓度时，治疗效果无法得到保证。

2. 依托泊苷口服方案（表 3-22）

表 3-22 依托泊苷口服方案

药物	剂量及途径	疗程间隔
依托泊苷	D1~D21：50mg/(m^2·d)，口服	4 周

D1~21，化疗周期第 1 到第 21 天。

注意事项

(1) 如果患者有既往放疗史，则需减量至 30mg/(m^2·d)；对于耐受性好的患者，可尝试加量至 60mg/(m^2·d)。

(2) 该方案血液学毒性较明显，需严密监测血常规。部分患者消化道不良反应较明显，可将服药时间调整为睡前。

3. 吉西他滨单药方案(表 3-23)

表 3-23 吉西他滨单药方案

药物	剂量及途径	疗程间隔
吉西他滨(方案 1)	D1、D8、D15：1 000mg/(m^2·d)，静脉滴注，超过 30 分钟	4 周
吉西他滨(方案 2)	D1、D8：1 000mg/(m^2·d)，静脉滴注，超过 30 分钟	3 周

D1，化疗周期第 1 天；D8，化疗周期第 8 天；D15，化疗周期第 15 天。

注意事项

(1) 上表中的两种方案分别出自两项铂耐药复发性卵巢癌患者的Ⅲ期随机对照研究，均可采用。

(2) 该方案血液学毒性较明显，需严密监测血常规。当第 8 天或第 15 天粒细胞 $<1.5\times10^9$/L、血小板 $<90\times10^9$/L 时，吉西他滨用量可减少 20%。

4. 脂质体多柔比星单药方案(表 3-24)

表 3-24 脂质体多柔比星单药方案

药物	剂量及途径	疗程间隔
脂质体多柔比星	D1：40~50mg/m²，静脉滴注，超过 1 小时	4 周

D1，化疗周期第 1 天。

注意事项

该方案血液学毒性较明显，需严密监测血常规。用药期间的监测及手足综合征的预防，请参考“卵巢、输卵管和腹膜上皮性癌的一线化疗方案”中的 PLD-C 方案。

5. 托泊替康单药方案(表 3-25)

表 3-25 托泊替康单药方案

药物	剂量及途径	疗程间隔
托泊替康(方案 1)	D1~D5：1.25~1.5mg/(m²·d)，静脉滴注，超过 30 分钟	3 周
托泊替康(方案 2)	D1、D8、D15：2~4mg/(m²·d)，静脉滴注，超过 30 分钟	4 周

D1，化疗周期第 1 天；D8，化疗周期第 8 天；D15，化疗周期第 15 天。

注意事项

(1) 上表中的方案 1 出自铂耐药复发性卵巢癌患者的Ⅲ期随机对照研究，方案 2 经随机对照研究证实疗效与方案 1 相似，但毒性较小。

(2) 该方案血液学毒性较明显，需严密监测血常规。但本药的骨髓抑制没有蓄积现象，通常第一疗程的骨髓抑制较重，随后逐渐减轻。

6. 卡培他滨单药方案（表 3-26）

表 3-26　卡培他滨单药方案

药物	剂量及途径	疗程间隔
卡培他滨	D1~D14：每次 1 000mg/m²，每日 2 次，口服	3 周

D1~D14，化疗周期第 1 到第 14 天。

注意事项

（1）于用餐后 30 分钟内服药。

（2）该方案的血液学毒性较轻，常见不良反应包括乏力、手足综合征、腹痛、腹泻等。

7. 白蛋白结合型紫杉醇单药方案（表 3-27）

表 3-27　白蛋白结合型紫杉醇单药方案

药物	剂量及途径	疗程间隔
白蛋白结合型紫杉醇	D1、D8、D15：100mg/（m²·d），静脉滴注，超过 30 分钟	4 周

D1，化疗周期第 1 天；D8，化疗周期第 8 天；D15，化疗周期第 15 天。

注意事项

（1）用药前无须预处理。

（2）该方案未见Ⅳ度血液学毒性，常见不良反应包括粒细胞减少、贫血和外周神经毒性。

8. 异环磷酰胺单药方案(表 3-28)

表 3-28 异环磷酰胺单药方案

药物	剂量及途径	疗程间隔
异环磷酰胺	D1~D3：1.8g/(m^2·d)，静脉滴注，超过 1 小时	4 周

D1~D3，化疗周期第 1 到第 3 天。

注意事项

(1)异环磷酰胺有膀胱毒性，用药期间需要水化，每日静脉补液至少 2 000ml，并监测尿量，每小时尿量不应小于 100ml。

(2)美司钠的应用同 CI 方案。

9. 培美曲塞单药方案(表 3-29)

表 3-29 培美曲塞单药方案

药物	剂量及途径	疗程间隔
培美曲塞	D1：900mg/m^2，静脉滴注，超过 10 分钟	3 周

D1，化疗周期第 1 天。

注意事项

该方案常见的不良反应主要为血液学毒性，其他较为常见的不良反应包括乏力、皮疹、消化道不良反应等。可使用叶酸、维生素 B_{12} 和地塞米松预防上述不良反应。其中应在化疗前 7 天内至少 5 天每日服用叶酸制剂 400μg 或含叶酸的复合维生素，持续每日使用至化疗结束后 21 天。维生

素 B_{12} 为 1mg 肌内注射，首剂需在化疗前 7 天内使用，之后每 3 个化疗周期使用一次，且可以在化疗当天给药。地塞米松用法为 4mg 口服，每日 2 次，化疗前 1 天开始服用，共 3 天。

10. 长春瑞滨单药方案（表 3-30）

表 3-30　长春瑞滨单药方案

药物	剂量及途径	疗程间隔
长春瑞滨	D1、D8：30mg/（m^2·d），静脉滴注，15~20 分钟	3 周

D1，化疗周期第 1 天；D8，化疗周期第 8 天。

注意事项

该方案可引起外周神经毒性，一般限于腱反射消失，感觉异常少见，长期用药可出现下肢无力。自主神经毒性主要表现为小肠麻痹引起的便秘，麻痹性肠梗阻罕见。

11. 索拉非尼 + 托泊替康方案（表 3-31）

表 3-31　索拉非尼 + 托泊替康方案

药物	剂量及途径	疗程间隔
索拉非尼	D6~D15：400mg/ 次，每日 2 次，口服	3 周
托泊替康	D1~D5：1.25mg/（m^2·d），静脉滴注，超过 30 分钟	

D1~D5，化疗周期第 1 到第 5 天；D6~D15，化疗周期第 6 到第 15 天。

注意事项

该方案主要不良反应包括粒细胞减少、血小板减少、手足综合征和脱发，治疗中应严密监测血常规。

第二节 卵巢恶性生殖细胞肿瘤的化学治疗

一、卵巢恶性生殖细胞肿瘤的一线化学治疗

（一）卵巢恶性生殖细胞肿瘤的一线化疗指征

1. 无性细胞瘤

(1) Ⅰ期可观察。

(2) Ⅱ～Ⅳ期推荐化疗。

2. 未成熟畸胎瘤

(1) Ⅰ期，组织分化G1可观察。

(2) Ⅰ期，组织分化G2~G3，以及Ⅱ～Ⅳ期推荐化疗。

3. 卵巢卵黄囊瘤和卵巢非妊娠绒毛膜癌

任何期别均推荐化疗。

(二)卵巢恶性生殖细胞肿瘤的一线辅助化疗方案

1. 博来霉素+依托泊苷+顺铂(BEP)方案(表3-32)

表3-32 博来霉素+依托泊苷+顺铂(BEP)方案

方案	药物	剂量及途径	疗程间隔	疗程数
BEP	博来霉素(B)	30单位,静脉滴注,每周1次	1周	3~4
	依托泊苷(E)	D1~D5:100mg/(m^2·d),静脉滴注,超过30分钟	3周	
	顺铂(P)	D1~D5:20mg/(m^2·d),静脉滴注,超过1小时	3周	

D1~D5,化疗周期第1到第5天。

注意事项

(1)博来霉素的肺毒性与剂量和年龄相关,在年龄超过70岁的患者和总剂量达到400mg的患者中更加常见。建议用药期间定期行肺功能检测和肺部影像学检查,以及时发现肺毒性。

(2)博来霉素主要通过肾脏排出,化疗期间应严密监测肾功能。

(3)博来霉素会导致药物性发热,用药前可使用非甾体抗炎药预防。

(4) 使用顺铂期间应积极止吐，并行水化和监测尿量。

(5) NCCN 指南推荐对于高风险患者行 4 疗程化疗，而对于低风险患者，可行 3 疗程化疗。低风险患者需满足以下条件：原发部位为卵巢或腹膜后器官，除肺外无其他器官转移，AFP<1 000ng/ml，hCG<5 000U/L，LDH<1.5 倍正常参考值上限。

2. 依托泊苷 + 卡铂方案(表 3-33)

表 3-33　依托泊苷 + 卡铂方案

方案	药物	剂量及途径	疗程间隔
EC	依托泊苷(E)	D1~D3：120mg/(m^2·d)，静脉滴注，超过 30 分钟	4 周
	卡铂(C)	D1：400mg/m^2，静脉滴注，超过 1 小时	

D1，化疗周期第 1 天；D1~D3，化疗周期第 1 到第 3 天。

注意事项

(1) 对于ⅠB~ⅢC 期无性细胞瘤，可采用该方案，以减轻不良反应。

(2) 该方案骨髓毒性较明显，用药期间需严密监测血常规，必要时予预防性治疗。药物减量会影响疗效，需慎重减量。

3. 长春新碱+放线菌素D+环磷酰胺(VAC)方案(表3-34)

表3-34　长春新碱+放线菌素D+环磷酰胺(VAC)方案

方案	药物	剂量及途径	疗程间隔
VAC	长春新碱(V)	D1：1.5mg/m²，静脉滴注，5~10分钟，每周一次，共8~12周	
	放线菌素D(A)	D1~D5：300μg/(m²·d)，静脉滴注	4周
	环磷酰胺(C)	D1~D5：150mg/(m²·d)，静脉滴注	4周

D1，化疗周期第1天；D1~D5，化疗周期第1到第5天。

二、复发性卵巢恶性生殖细胞肿瘤的化学治疗

1. 紫杉醇+异环磷酰胺+顺铂(TIP)方案(表3-35)

表3-35　紫杉醇+异环磷酰胺+顺铂(TIP)方案

方案	药物	剂量及途径	疗程间隔
TIP	紫杉醇(T)	D1：250mg/m²，静脉滴注，持续24小时	3周
	异环磷酰胺(I)	D2~D5：1 500mg/(m²·d)，静脉滴注，超过1小时	
	顺铂(P)	D2~D5：25mg/(m²·d)，静脉滴注，超过30分钟	

D1，化疗周期第1天；D2~D5，化疗周期第2到第5天。

注意事项

(1)使用异环磷酰胺需用美司钠解救。

(2)本方案预处理和监测与 TC 方案相同。

(3)使用顺铂期间应积极止吐,并行水化,并监测尿量。

(4)本方案紫杉醇剂量较大,骨髓毒性较重,应根据患者具体情况谨慎选择大剂量紫杉醇。若考虑可能耐受差,可适当降低紫杉醇剂量。化疗期间应密切监测血常规,可考虑于化疗开始第 7 天行预防性 G-CSF 治疗。

2. 大剂量化疗方案(表 3-36)

表 3-36 大剂量化疗方案

药物 / 操作	剂量及途径	疗程间隔	疗程数
卡铂	D1~D3:700mg/(m^2·d),静脉滴注,持续 24 小时	骨髓功能恢复后且对第 1 疗程有反应	2
依托泊苷	D1~D3:750mg/(m^2·d),静脉滴注,超过 1 小时		
骨髓移植	D5		

D1~D3,化疗周期第 1 到第 3 天;D5,化疗周期第 5 天。

注意事项

该方案的施行需有骨髓移植病房支持。

3. 其他可选择方案(表 3-37)

表 3-37 其他可选择方案

依托泊苷 + 顺铂(EP)	紫杉醇	紫杉醇 + 异环磷酰胺
多西他赛	紫杉醇 + 卡铂	长春花碱 + 异环磷酰胺 + 顺铂(VeIP)
多西他赛 + 卡铂	紫杉醇 + 吉西他滨	长春新碱 + 放线菌素 D+ 环磷酰胺(VAC)
依托泊苷(口服)	依托泊苷 + 异环磷酰胺 + 顺铂(VIP)	

注意事项

(1)依托泊苷 + 顺铂(EP)方案为 BEP 方案中去掉博来霉素。

(2)多西他赛、多西他赛 + 卡铂、紫杉醇、紫杉醇 + 卡铂、依托泊苷(口服)、紫杉醇 + 异环磷酰胺等方案用法参照前文。

(3)依托泊苷 + 异环磷酰胺 + 顺铂(VIP)方案见表 3-38。

表 3-38 依托泊苷 + 异环磷酰胺 + 顺铂(VIP)方案

方案	药物	剂量及途径	疗程间隔
VIP	依托泊苷(V)	D1~D5：75mg/(m^2·d)，静脉滴注，超过 1 小时	3 周
	异环磷酰胺(I)	D1~D5：1 200mg/(m^2·d)，静脉滴注，超过 1 小时	
	顺铂(P)	D1~D5：20mg/(m^2·d)，静脉滴注，超过 1 小时	

D1~D5，化疗周期第 1 到第 5 天。

（4）紫杉醇＋吉西他滨方案见表 3-39。

表 3-39 紫杉醇＋吉西他滨方案

药物	剂量及途径	疗程间隔
紫杉醇	D1、D8、D15：110mg/（m^2·d），静脉滴注，超过 3 小时	4 周
吉西他滨	D1、D8、D15：1 000mg/（m^2·d），静脉滴注，超过 30 分钟	

D1，化疗周期第 1 天；D8，化疗周期第 8 天；D15，化疗周期第 15 天。

（5）长春花碱＋异环磷酰胺＋顺铂（VeIP）方案见表 3-40。

表 3-40 长春花碱＋异环磷酰胺＋顺铂（VeIP）方案

方案	药物	剂量及途径	疗程间隔
VeIP	长春花碱（Ve）	D1、D2：0.11mg/（kg·d），静脉滴注，5~10min	3 周
	异环磷酰胺（I）	D1~D5：1 200mg/m^2，静脉滴注，超过 1 小时	
	顺铂（P）	D1~D5：20mg/m^2，静脉滴注，超过 1 小时	

D1，化疗周期第 1 天；D2，化疗周期第 2 天；D1~D5，化疗周期第 1 到第 5 天。

第四节 卵巢恶性性索间质肿瘤的化学治疗

一、卵巢恶性性索间质肿瘤的一线化学治疗

（一）卵巢恶性性索间质肿瘤的一线化疗指征

1. Ⅰ期低风险（ⅠA和ⅠB期，组织分化好）可观察。

2. Ⅰ期高风险（ⅠC期，组织分化差）或中风险（含有异源成分）可选择观察或选择以铂类为基础的化疗。

3. Ⅱ～Ⅳ期推荐以铂类为基础的化疗或对局部病灶进行放疗。

（二）卵巢恶性性索间质肿瘤的一线化疗方案

一线化疗方案首选紫杉醇+卡铂方案，其他可选择的方案有依托泊苷+顺铂（EP）和博来霉素+依托泊苷+顺铂（BEP）方案，具体用法见前文。

二、复发性卵巢恶性性索间质肿瘤的化学治疗

复发化疗方案首选紫杉醇+卡铂。其他可选择的方案包括：依托泊苷+顺铂（EP）（既往未使用过）、紫杉醇+异环磷酰胺、多西他赛、紫杉醇、博来霉素+依托泊苷+顺铂（BEP）（既往未使用过）、长春新碱+放线菌素D+环磷酰胺（VAC）

等，具体用法见前文。

第五节 卵巢恶性肿瘤的放射治疗

目前卵巢癌治疗以手术、化疗和靶向治疗为主，放射治疗（放疗）虽不是卵巢癌的主要治疗手段，但可作为术后残留病灶的辅助治疗和晚期及复发病灶的姑息治疗手段。调强放疗和三维近距离放疗等技术的应用在提高局部控制的基础上，进一步降低了放疗相关不良反应，受累野放疗、立体定向放疗、粒子植入放疗等概念和技术也逐渐用于卵巢癌放疗。目前，放疗主要用于治疗卵巢癌术后残留病灶或无法切除的局部复发或转移病灶（如盆腔复发、淋巴结转移、脑转移等）以及改善症状（如骨转移导致的骨痛、阴道或残端复发导致的出血等），肝、肺等部位的寡转移灶也可以采用立体定向放疗技术进行局部治疗。

患者治疗方案需要由妇科肿瘤、影像学、病理科、放疗科等学科医师共同决策，治疗前应充分评估患者一般情况及既往治疗不良反应，选择合适的放疗技术，并由有经验的放疗科医师执行。

参考文献

[1] National Comprehensive Cancer Network. Ovarian cancer including fallopian tube cancer and primary peri-

toneal cancer.(Version 1. 2022). http://www. nccn. org/ professionals/physician_gls/pdf/Ovarian. pdf

[2] 紫杉醇制剂超敏反应预处理指导意见专家组, 中国肿瘤科相关专家小组. 紫杉醇制剂超敏反应预处理指导意见 [J]. 中国现代应用药学, 2019, 36 (8): 1023-1027.

[3] GORNSTEIN ERICA, SCHWARZ THOMAS L. The paradox of paclitaxel neurotoxicity: Mechanisms and unanswered questions [J]. Neuropharmacology, 2014, null: 175-183.

[4] 中华医学会妇科肿瘤学分会. 妇科肿瘤铂类药物临床应用指南 [J]. 协和医学杂志, 2021, 12 (06): 881-901.

[5] 孔北华, 尹如铁, 李小平, 等. 妇科恶性肿瘤聚乙二醇化脂质体多柔比星临床应用专家共识 [J]. 现代妇产科进展, 2020, 29 (07): 481-488. DOI: 10. 13283/j. cnki. xdfckjz. 2020. 07. 001.

[6] 姜文奇, 巴一, 冯继锋, 等. 肿瘤药物治疗相关恶心呕吐防治中国专家共识 (2019 年版)[J]. 中国医学前沿杂志 (电子版), 2019, 11 (11): 16-26.

[7] KATSUMATA N, YASUDA M, ISONISHI S, et al. Long-term results of dose-dense paclitaxel and carboplatin versus conventional paclitaxel and carboplatin for treatment of advanced epithelial ovarian, fallopian tube, or primary peritoneal cancer (JGOG 3016): a randomised, controlled, open-label trial [J]. Lancet Oncol, 2013, 14 (10): 1020-1026.

[8] CHAN JK, BRADY MF, PENSON RT, et al. Weekly vs. every-3-week paclitaxel and carboplatin for ovarian cancer [J]. N Engl J Med, 2016, 374 (8): 738-748.

[9] CLAMP AR, JAMES EC, MCNEISH IA, et al. Weekly

dose-dense chemotherapy in first-line epithelial ovarian, fallopian tube, or primary peritoneal carcinoma treatment (ICON8): primary progression free survival analysis results from a GCIG phase 3 randomised controlled trial. Lancet, 2019, 394 (10214): 2084-2095.

[10] PIGNATA S, SCAMBIA G, KATSAROS D, et al. Carboplatin plus paclitaxel once a week versus every 3 weeks in patients with advanced ovarian cancer (MITO-7): a randomised, multicentre, open-label, phase 3 trial. Lancet Oncol, 2014, 15 (4): 396-405.

[11] VASEY PA, JAYSON GC, GORDON A, et al. Phase Ⅲ randomized trial of docetaxel-carboplatin versus paclitaxel-carboplatin as first-line chemotherapy for ovarian carcinoma. J Natl Cancer Inst, 2004, 96 (22): 1682-1691.

[12] PIGNATA S, SCAMBIA G, FERRANDINA G, et al. Carboplatin plus paclitaxel versus carboplatin plus pegylated liposomal doxorubicin as first-line treatment for patients with ovarian cancer: the MITO-2 randomized phase Ⅲ trial. J Clin Oncol, 2011, 29 (27): 3628-3635.

[13] OZA AM, COOK AD, PFISTERER J, et al. Standard chemotherapy with or without bevacizumab for women with newly diagnosed ovarian cancer (ICON7): overall survival results of a phase 3 randomised trial. Lancet Oncol, 2015, 16 (8): 928-936.

[14] BURGER RA, BRADY MF, BOOKMAN MA, et al. Incorporation of bevacizumab in the primary treatment of ovarian cancer. N Engl J Med, 2011, 365 (26): 2473-2483.

[15] SUGIYAMA TORU, OKAMOTO AIKOU, ENOMOTO

TAKAYUKI, et al. Randomized phase iii trial of irinotecan plus cisplatin compared with paclitaxel plus carboplatin as first-line chemotherapy for ovarian clear cell carcinoma: JGOG3017/GCIG trial [J]. J Clin Oncol, 2016, 34: 2881-2887.

[16] 李晶, 林仲秋. 妇科恶性肿瘤腹腔热灌注化疗临床应用专家共识 (2019)[J]. 中国实用妇科与产科杂志, 2019, 35 (02): 194-201.

[17] VAN DRIEL WILLEMIEN J, KOOLE SIMONE N, SIKORSKA KAROLINA, et al. Hyperthermic intraperitoneal chemotherapy in ovarian cancer [J]. N Engl J Med, 2018, 378: 230-240.

[18] PFISTERER JACOBUS, PLANTE MARIE, VERGOTE IGNACE, et al. Gemcitabine plus carboplatin compared with carboplatin in patients with platinum-sensitive recurrent ovarian cancer: an intergroup trial of the AGO-OVAR, the NCIC CTG, and the EORTC GCG [J]. J Clin Oncol, 2006, 24: 4699-4707.

[19] BENIGNO, BENEDICT B, MATTHEW O BURRELL, et al. A phase Ⅱ nonrandomized study of nab-paclitaxel plus carboplatin in patients with recurrent platinum-sensitive ovarian or primary peritoneal cancer.[J]. J Clin Oncol, 2010, 28: 5011.

[20] TENERIELLO MG, TSENG PC, CROZIER M, et al. Phase Ⅱ evaluation of nanoparticle albumin-bound paclitaxel in platinum-sensitive patients with recurrent ovarian, peritoneal, or fallopian tube cancer. J Clin Oncol, 2009, 27 (9): 1426-1431.

[21] ROSE PETER G, BLESSING JOHN A, BALL HARRISON G, et al. A phase Ⅱ study of docetaxel in paclitaxel-resistant ovarian and peritoneal carcinoma: a

Gynecologic Oncology Group study [J]. Gynecol Oncol, 2003, 88: 130-135.

[22] ROSE PG, BLESSING JA, MAYER AR, et al. Prolonged oral etoposide as second-line therapy for platinum-resistant and platinum-sensitive ovarian carcinoma: a Gynecologic Oncology Group study. J Clin Oncol. 1998 Feb; 16 (2): 405-410.

[23] MUTCH DG, ORLANDO M, GOSS T, et al. Randomized phase Ⅲ trial of gemcitabine compared with pegylated liposomal doxorubicin in patients with platinum-resistant ovarian cancer [J]. J Clin Oncol, 2007, 25 (19): 2811-2818.

[24] FERRANDINA G, LUDOVISI M, LORUSSO D, et al. Phase Ⅲ trial of gemcitabine compared with pegylated liposomal doxorubicin in progressive or recurrent ovarian cancer. J Clin Oncol, 2008, 26 (6): 890-896.

[25] GORDON AN, TONDA M, SUN S, et al. Long-term survival advantage for women treated with pegylated liposomal doxorubicin compared with topotecan in a phase 3 randomized study of recurrent and refractory epithelial ovarian cancer. Gynecol Oncol, 2004, 95 (1): 1-8.

[26] SEHOULI J, STENGEL D, HARTER P, et al. Topotecan weekly versus conventional 5-day schedule in patients with platinum-resistant ovarian cancer: a randomized multicenter phase ii trial of the north-eastern german society of gynecological oncology ovarian cancer study group. J Clin Oncol, 2011, 29 (2): 242-248.

[27] WOLF JK, BODURKA DC, VERSCHRAEGEN C, et al. A phase Ⅱ trial of oral capecitabine in patients with platinum and taxane refractory ovarian, fallopian tube, or peritoneal cancer. Gynecol Oncol, 2006,

102 (3): 468-474.
[28] COLEMAN RL, BRADY WE, MCMEEKIN DS, et al. A phase Ⅱ evaluation of nanoparticle, albumin-bound (nab) paclitaxel in the treatment of recurrent or persistent platinum-resistant ovarian, fallopian tube, or primary peritoneal cancer: a Gynecologic Oncology Group study. Gynecol Oncol, 2011, 122 (1): 111-115.
[29] MARKMAN M, KENNEDY A, SUTTON G, et al. Phase 2 trial of single agent ifosfamide/mesna in patients with platinum/paclitaxel refractory ovarian cancer who have not previously been treated with an alkylating agent. Gynecol Oncol, 1998, 70 (2): 272-274.
[30] CHEKEROV R, HILPERT F, MAHNER S, et al. Sorafenib plus topotecan versus placebo plus topotecan for platinum-resistant ovarian cancer (TRIAS): a multicentre, randomised, double-blind, placebo-controlled, phase 2 trial. Lancet Oncol, 2018, 19 (9): 1247-1258.
[31] TONER GC, STOCKLER MR, BOYER MJ, et al. Comparison of two standard chemotherapy regimens for good-prognosis germ-cell tumours: a randomised trial. Australian and New Zealand Germ Cell Trial Group. Lancet, 2001, 357 (9258): 739-745.
[32] WILLIAMS SD, KAUDERER J, BURNETT AF, et al. Adjuvant therapy of completely resected dysgerminoma with carboplatin and etoposide: a trial of the Gynecologic Oncology Group. Gynecol Oncol, 2004, 95 (3): 496-499.
[33] KONDAGUNTA GV, BACIK J, DONADIO A, et al. Combination of paclitaxel, ifosfamide, and cisplatin is an effective second-line therapy for patients with relapsed testicular germ cell tumors. J Clin

Oncol, 2005, 23 (27): 6549-6555.

[34] EINHORN LH, WILLIAMS SD, CHAMNESS A, et al. High-dose chemotherapy and stem-cell rescue for metastatic germ-cell tumors. N Engl J Med. 2007 Jul 26; 357 (4): 340-348.

[35] HINTON S, CATALANO PJ, EINHORN LH, et al. Cisplatin, etoposide and either bleomycin or ifosfamide in the treatment of disseminated germ cell tumors: final analysis of an intergroup trial. Cancer, 2003, 97 (8): 1869-1875.

[36] HINTON S, CATALANO P, EINHORN LH, et al. Phase Ⅱ study of paclitaxel plus gemcitabine in refractory germ cell tumors (E9897): a trial of the Eastern Cooperative Oncology Group. J Clin Oncol, 2002, 20 (7): 1859-1863.

[37] LOEHRER PJ SR, GONIN R, NICHOLS CR, et al. Vinblastine plus ifosfamide plus cisplatin as initial salvage therapy in recurrent germ cell tumor. J Clin Oncol, 1998, 16 (7): 2500-2504.

[38] SLAYTON RE, PARK RC, SILVERBERG SG, et al. Vincristine, dactinomycin, and cyclophosphamide in the treatment of malignant germ cell tumors of the ovary. A Gynecologic Oncology Group Study (a final report). Cancer, 1985, 56 (2): 243-248.

[39] SCHNEIDER DT, CALAMINUS G, WESSALOWSKI R, et al. Ovarian sex cord-stromal tumors in children and adolescents. J Clin Oncol, 21 (12): 2357-2363.

[40] PARK JY, JIN KL, KIM DY, et al. Surgical staging and adjuvant chemotherapy in the management of patients with adult granulosa cell tumors of the ovary. Gynecol

Oncol, 2012, 125 (1): 80-86.

[41] GURUMURTHY M, BRYANT A, SHANBHAG S. Effectiveness of different treatment modalities for the management of adult-onset granulosa cell tumours of the ovary (primary and recurrent). Cochrane Database Syst Rev, 2014 (4): CD006912.

[42] HOMESLEY HD, BUNDY BN, HURTEAU JA, et al. Bleomycin, etoposide, and cisplatin combination therapy of ovarian granulosa cell tumors and other stromal malignancies: A Gynecologic Oncology Group study. Gynecol Oncol, 1999, 72 (2): 131-137.

[43] PAUTIER P, GUTIERREZ-BONNAIRE M, REY A, et al. Combination of bleomycin, etoposide, and cisplatin for the treatment of advanced ovarian granulosa cell tumors. Int J Gynecol Cancer, 2008, 18 (3): 446-452.

（张 楠　郑 虹）

第四章

卵巢恶性肿瘤常见的基因突变和常用的基因检测及相关靶向与免疫治疗

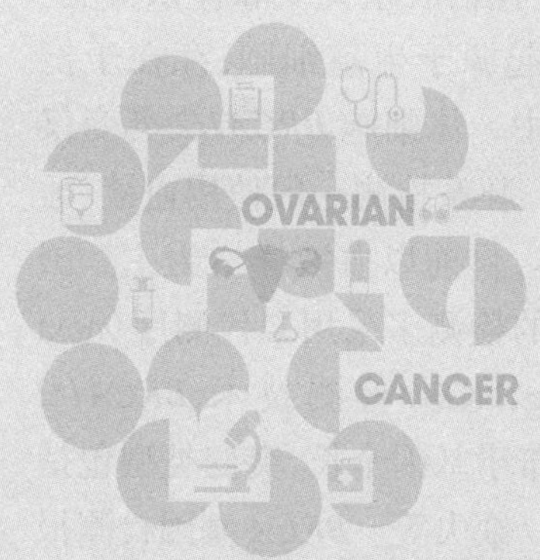

除了经典的手术和化疗外，分子靶向治疗已经成为卵巢癌的第三大治疗手段，开启了卵巢癌精准治疗的时代。分子靶向药物作用于肿瘤组织中癌细胞、间质和脉管系统的信号传导途径，具有特异性强、毒副作用小、耐受性好的优势。另外，随着免疫检查点抑制剂在肿瘤治疗领域的深入研究，卵巢恶性肿瘤的免疫治疗也取得了一定进展。为了实现卵巢癌的精准靶向治疗和免疫治疗，需要开展相关的分子标记物的检测。

第一节 卵巢恶性肿瘤常见的基因突变和常用的基因检测

一、与临床治疗相关的基因检测

（一）*BRCA* 基因检测

BRCA 基因突变包括胚系突变和体系突变。胚系 *BRCA1/2* 突变起源于生殖细胞，存在于携带者的每一个细胞中。体细胞 *BRCA1/2* 突变仅存在于肿瘤细胞中。胚系检测一般使用血液、唾液、口腔拭子等样本，目前以血液样本为主。国内外对于 *BRCA1/2* 的检测多采用二代测序（next generation sequencing，NGS）检测技术，*BRCA1/2* 变异类型多样且遍布于基因全长，突变类型包括点突变、小片段插入 / 缺失等。*BRCA* 基因检测报

告解读依据国际癌症研究机构分类标准，按照风险程度由高到低分为5个类别，即致病性突变（5类）、可能致病性突变（4类）、意义未明（3类）、可能良性（2类）和良性（1类）。其中，*BRCA1/2* 致病性和可能致病性突变通常被称为 *BRCA1/2* 基因突变阳性。

（二）同源重组缺陷（homologous recombination deficiency，HRD）检测

除 *BRCA1/2* 基因突变外，其他同源重组修复（homologous recombinant repair，HRR）基因，如 *RAD51*、*ATM*、*PALB2*、*MRE11* 等损伤或缺失也会导致 HRD。HRD 可通过同源重组相关基因突变检测和基因瘢痕检测两种方式来判断。目前聚腺苷二磷酸核糖聚合酶（PARP）抑制剂相关临床试验中多采用基因瘢痕检测方法来评估 HRD。

国际上 HRD 检测有2个比较成熟的平台，即 Foundation Medicine's LOH 检测平台和 Myriad Genetics myChoice@HRD 检测平台。

Foundation Medicine's LOH 主要检测肿瘤 *BRCA* 突变状态和基因组杂合性缺失（loss of heterozygosity，LOH）。具体方法如下：若肿瘤组织 *BRCA* 突变，则患者无论 LOH 比率多少均为 HRD 阳性；若肿瘤组织 *BRCA* 无突变，LOH 比率 ≥16%，则患者为 HRD 阳性；若肿瘤组织 *BRCA* 为野生型，且 LOH 比率<16%，则患者为 HRD 阴性。

Myriad Genetics myChoice@HRD 检测主要

针对基因组不稳定状态的3项指标在肿瘤样本中出现的数量进行综合评分，即LOH、端粒等位基因不平衡和大片段迁移。若分值≥42分或存在*BRCA1/2*突变，则定义为HRD阳性；若分值<42分，且*BRCA*为野生型，则定义为HRD阴性。

国内的HRD检测产品尚不成熟。HRD检测方法是从基因水平利用NGS平台对同源重组通路相关基因进行检测，存在一定缺陷。①除*BRCA*基因外，其他基因的检出率较低；②不同HRR基因通路纳入基因存在差异，缺乏公认标准；③HRR基因通路和HRD基因瘢痕检测均无法检出同源重组通路基因表观遗传改变（如*BRCA1*启动子区甲基化），故存在一定的假阴性比例；④不同基因对同源重组通路功能影响不同，缺乏量化指标。

（三）对卵巢癌患者生物标记物检测的建议

（1）推荐所有非黏液性卵巢癌患者在初次病理学检查确诊时，明确肿瘤*BRCA1/2*的突变状态，包括胚系和体细胞突变，对于Ⅰ期患者仅需明确胚系*BRCA1/2*突变状态（1类）。①如果患者进行肿瘤组织*BRCA1/2*检测，且突变状态为阳性，建议进一步采用血液或唾液样本进行*BRCA1/2*胚系检测，明确该变异是否为胚系变异（1类）。②如果患者仅行肿瘤组织*BRCA1/2*检测，且突变状态为阴性，建议进一步对血液样本进行大片段重排变异的检测以明确是否存在

BRCA1/2 的胚系大片段重排变异(1 类)。③如果患者仅行胚系 *BRCA1/2* 检测,且结果为阳性,则无须再对肿瘤组织进行 *BRCA1/2* 检测(1 类)。④如果患者进行胚系 *BRCA1/2* 检测,并且包含针对大片段重排的多重连接探针扩增技术检测,且结果为阴性,则需要对肿瘤组织进行 *BRCA1/2* 检测(1 类)。

(2)对于新诊断的晚期卵巢癌患者,特别是高级别浆液性癌和高级别子宫内膜样癌患者,HRD 状态有助于医师选择治疗方案以期达到最佳治疗效果。①建议进行 HRD 检测(2A 类),即使患者存在抗血管生成药物治疗的禁忌证,或不考虑使用抗血管生成药物,HRD 状态对于维持治疗的疗效预测及预后判断仍有参考价值。②如既往接受过肿瘤 *BRCA1/2* 检测,且结果为阳性,不需要再补充进行 HRD 检测(1 类)。③如既往接受过肿瘤 *BRCA1/2* 检测,且结果为阴性,建议对肿瘤样本进行 HRD 检测(2A 类)。④当由于各种原因,无法进行 HRD 检测时,可考虑对肿瘤组织进行 HRR 基因检测(3 类)。

(3)对于铂敏感复发性卵巢癌患者,*BRCA1/2* 突变状态及 HRD 状态并不作为含铂化疗后 PARP 抑制剂维持治疗的选择标准,但对于患者的疗效预测及预后判断具有一定参考价值。①既往已经接受过 *BRCA1/2* 或 HRD 检测的患者,即使有更新的肿瘤样本可及,也暂不推荐对同一检测项目进行重复检测(2A 类)。②可考虑进行 HRD 检测(2B 类)。③如既往接受过肿瘤 *BRCA1/2* 检测,且结果为阳性,不需要补充 HRD 检测(1 类)。④如既往接受过肿瘤 *BRCA1/2* 检测,且结果为阴性,可考虑进行 HRD 检测(2B 类)。⑤当由于各种原因,无法进行 HRD 检测时,可考虑对肿瘤组织进行 HRR 基因检测(3 类)。

(4) 对于考虑使用 PARP 抑制剂作为单药挽救性治疗的后线卵巢癌患者,有如下建议。①既往已经接受过 *BRCA1/2* 或 HRD 检测的患者,即使有更新的肿瘤样本可及,也暂不推荐对同一检测项目重复进行检测(2B 类)。②铂敏感复发患者,推荐进行 HRD 检测(2A 类)。③铂耐药复发患者,仅需接受胚系或肿瘤 *BRCA1/2* 检测(2A 类)。④当由于各种原因,无法进行 HRD 检测时,可考虑对肿瘤组织进行 HRR 基因检测(3 类)。

二、与遗传咨询相关的基因检测

遗传性卵巢癌综合征(hereditary ovarian cancer syndrome,HOCS)是一种涉及卵巢癌易感性增高的常染色体显性遗传综合征,包括遗传性位点特异性卵巢癌综合征、遗传性乳腺癌和卵巢癌(hereditary breast and ovarian cancer,HBOC)综合征、林奇综合征及其他肿瘤综合征伴发遗传性卵巢癌。其中 HBOC 占多数,指一个家族中有 2 个一级亲属或 1 个一级亲属和 1 个二级亲属患乳腺癌或卵巢癌，且具有遗传倾向，主要由 *BRCA1/2* 突变引起。除了 *BRCA* 外，还有一些其他基因被认为与遗传性卵巢癌相关，包括 *RAD51C*、*RAD51D*、*BRIP1*、*NBN*、*PALB2*、*STK11*、*ATM*、*BARD1*、*CDH1*、*CHEK2*、*CDKN2A*、*NF1*、*PTEN*、*TP53*、*MSH2*、*MLH1*、*MSH6*、*PMS2* 和 *EPCAM*。因此，在经济条件允许的情况下，建议卵巢癌患者进行多基因检测。

进行遗传咨询时，需围绕先证者详细收集家族史，最好可以追溯三代亲属，对每一位可追溯到的亲属均应记录有无肿瘤史、原发肿瘤部位和类型、发病年龄。建议对携带相关基因突变的卵巢癌患者的家系进行逐级检测。

携带 *BRCA1* 基因突变的女性终生卵巢癌发病风险为 40%~60%，携带 *BRCA2* 基因突变的女性终生卵巢癌发病风险约为 20%。应对健康携带者进行管理和预防。对于卵巢癌，目前尚无有效的早期筛查方法。降低健康携带者卵巢癌发病风险最有效的方法是预防性输卵管 - 卵巢切除术（risk-reducing salpingo-oophorectomy，RRSO）。推荐高危女性在完成生育计划后考虑实施 RRSO，建议 *BRCA1* 突变携带者在 35~40 岁实施 RRSO，*BRCA2* 突变携带者在 40~45 岁行 RRSO。约 10% 的 RRSO 切除标本中发现上皮内瘤变或癌变。值得注意的是，普通人群不能从 RRSO 当中获益，故不推荐普通人群实施 RRSO。

第二节 靶向治疗

一、多腺苷二磷酸核糖聚合酶抑制剂

（一）约埋机制

1963 年 PARP 首次被发现,并被证实参与单链 DNA 损伤后的修复过程。目前已知 PARP 家族包括 17 个成员,其中 PARP1 和 PARP2 主要通过碱基切除修复途径在 DNA 单链断裂修复中发挥重要作用。

BRCA1/2 基因是抑癌基因,在 DNA 损伤修复、细胞正常生长等方面具有重要作用。该基因突变可抑制 DNA 损伤后的正常修复能力,引起 HRD,最终导致癌变。如前所述,PARP 在 DNA 单链碱基切除、修复过程中发挥关键作用,在 HRD 肿瘤细胞中 DNA 双链无法修复,PARP 抑制剂又阻断单链修复,从而形成"合成致死"效应,最终导致肿瘤细胞死亡。这是 PARP 抑制剂治疗肿瘤的基本原理。

PARP 抑制剂的具体作用机制包括两个方面。① PARP 抑制剂与 PARP1 或 PARP2 的烟酰胺腺嘌呤二核苷酸结合口袋结合,形成构象异构,使 PARP 保持对 DNA 的结合,无法解离,从而导致 DNA-PARP 复合物长期存在,抑制 DNA 后续修复过程。②在 PARP 活性位点与烟酰胺腺嘌呤二核苷酸竞争,抑制 ADP- 核糖聚合物形成。

目前在国内上市的 PARP 抑制剂包括奥拉帕利、尼拉帕利、氟唑帕利和帕米帕利。

（二）奥拉帕利

⑴适应证

①携带胚系或体细胞 *BRCA* 突变的晚期卵巢上皮性癌 / 输卵管癌 / 原发性腹膜癌初治患者在一线含铂化疗后达到完全缓解或部分缓解后的维持治疗。

②铂敏感复发卵巢上皮性癌 / 输卵管癌 / 原发性腹膜癌患者在含铂化疗达到完全缓解或部分缓解后的维持治疗。

③与贝伐珠单抗联合用于 HRD 阳性并且在一线化疗中使用贝伐珠单抗的晚期卵巢上皮性癌患者的一线维持治疗。

④既往接受过二线及以上化疗的胚系 *BRCA* 突变的复发卵巢上皮性癌 / 输卵管癌 / 原发性腹膜癌患者的治疗。

⑵用法用量　国内仅有片剂，300mg，每日 2 次，口服，整片吞服，在含铂化疗结束后的 8 周内开始用药。

⑶剂量调整　第 1 次减量，250mg，每日 2 次。

第 2 次减量，200mg，每日 2 次。

减至 200mg/ 次，每日 2 次后，若仍有不可耐受的不良反应，应考虑停药。

⑷注意事项

①血液学不良反应监测。血液学不良反应

主要发生在开始用药的第1~3个月，奥拉帕利导致的血液学不良反应以贫血最为常见，其次是中性粒细胞减少和血小板减少。建议在开始用药的第1个月每周检查血常规，血红蛋白<80g/L时应停药，重度贫血应输血治疗。血小板计数$<100\times10^9/L$时应停药，给予升血小板治疗，重度血小板减少或有出血倾向时，应输血小板治疗。中性粒细胞$<1.5\times10^9/L$时应停药，必要时给予粒细胞刺激因子治疗。

②非血液学不良反应监测。奥拉帕利导致的非血液学不良反应以疲劳最为常见，其次为胃肠道反应、呼吸道感染和头痛。非血液学不良反应多为1~2级，可采用对症治疗，3级及以上少见。若2级以上不良反应经治疗后无法缓解，或出现3级及以上不良反应，应停药，直至不良反应降至1级或完全缓解，再恢复奥拉帕利治疗。当出现2次及以上因同一不良反应停药时，恢复奥拉帕利治疗时应考虑减量。

③奥拉帕利主要通过细胞色素P450酶途径代谢，已证实CYP3A4是其主要代谢酶。因此，服用奥拉帕利时，不推荐使用强效或中效CYP3A抑制剂和强效CYP3A诱导剂。如果必须合用强效或中效CYP3A抑制剂，奥拉帕利应减量至每次100mg或150mg，每日2次。另外，服用奥拉帕利时，应避免食用含有CYP3A抑制剂的食物，如西柚、酸橙。咖啡因会降低奥拉帕利的血药浓度，用药期间应避免食用。

（三）尼拉帕利

(1)适应证

①晚期卵巢上皮性癌/输卵管癌/原发性腹膜癌患者在一线含铂化疗达到完全缓解或部分缓解后的维持治疗。

②铂敏感复发卵巢上皮性癌/输卵管癌/原发性腹膜癌患者在含铂化疗达到完全缓解或部分缓解后的维持治疗。

③既往接受过三线及以上化疗的复发卵巢上皮性癌/输卵管癌/原发性腹膜癌患者的治疗，满足以下 2 个条件之一：*BRCA* 突变；HRD 阳性且铂敏感。

(2)用法用量　胶囊制剂，300mg，每日 1 次口服。对于体重<77kg 或者基线血小板计数<150×10^9/L 的患者，初始剂量为 200mg，每日 1 次。应在含铂化疗结束后的 12 周内开始用药。

(3)剂量调整　若起始剂量为 300mg，每日 1 次，则第 1 次减量时剂量为 200mg，每日 1 次，第 2 次减量时剂量为 100mg，每日 1 次。若仍有不可耐受的不良反应，应考虑停药。若起始剂量为 200mg，每日 1 次，则第 1 次减量时剂量为 100mg，每日 1 次，若仍有不可耐受的不良反应，应考虑停药。

(4)注意事项

①不良反应监测。总体做法同上文“奥拉帕利”。尼拉帕利最常见的血液学不良反应是血小板减少和贫血，其次是中性粒细胞减少。

②主要通过羧酸酯酶代谢。该酶不是主要的药物代谢酶，尚未对尼拉帕利进行临床药物相互作用研究。

③可以通过血脑屏障。

（四）氟唑帕利

(1)适应证　国产PARP抑制剂，用于既往接受过二线及以上化疗的伴有胚系*BRCA*突变的铂敏感复发卵巢上皮性癌/输卵管癌/原发性腹膜癌患者的治疗。

(2)用法用量　胶囊制剂，口服，150mg，每日2次。

(3)剂量调整　第1次减量，100mg，每日2次。

第2次减量，50mg，每日2次。

(4)注意事项

①不良反应监测。总体做法同上文“奥拉帕利”。

②主要通过CYP3A4代谢，应避免与强效CYP3A抑制剂和强效CYP3A诱导剂同时使用，同时应避免食用含有CYP3A抑制剂的食物。

（五）帕米帕利

(1)适应证　国产PARP抑制剂，用于既往接受过二线及以上化疗的伴有胚系*BRCA*突变的复发卵巢上皮性癌/输卵管癌/原发性腹膜癌患者的治疗，包括铂敏感复发和铂耐药复发。

(2)用法用量　胶囊制剂，口服，60mg，每日2次。

(3) 剂量调整　第1次减量，40mg，每日2次。

第2次减量，20mg，每日2次。

若仍有不可耐受的不良反应，应考虑停药。

(4) 注意事项

①不良反应监测。总体做法同上文“奥拉帕利”。

②主要通过CYP2C8和CYP3A代谢。可能由于其双通道代谢，药物之间相互作用少，可与强效/中效/轻效CYP3A抑制剂合并使用而无须调整剂量。目前尚无帕米帕利与CYP2C8抑制剂或诱导剂合并使用的数据，故合并用药时应谨慎。

③可以通过血脑屏障。

④目前唯一不是外排蛋白P糖蛋白底物的PARP抑制剂。

(六) PARP抑制剂用于一线维持治疗(表4-1)

表4-1　PARP抑制剂用于一线维持治疗(含推荐级别)

生物标记物状态	初始化疗中无贝伐珠单抗	初始化疗中有贝伐珠单抗
BRCA1/2 突变	奥拉帕利(1类) 尼拉帕利(1类)	奥拉帕利+贝伐珠单抗(1类) 尼拉帕利+贝伐珠单抗(2A类) 奥拉帕利(2A类) 尼拉帕利(2A类)

续表

生物标记物状态	初始化疗中无贝伐珠单抗	初始化疗中有贝伐珠单抗
BRCA1/2 野生型 /HRD 阳性	尼拉帕利(1 类) 奥拉帕利(2B 类)	奥拉帕利 + 贝伐珠单抗(1 类) 尼拉帕利 + 贝伐珠单抗(2A 类) 尼拉帕利(2A 类) 奥拉帕利(2B 类)
BRCA1/2 野生型 /HRD 阴性	尼拉帕利(2A 类)	尼拉帕利 + 贝伐珠单抗(2B 类) 尼拉帕利(2B 类)

注意：上述推荐主要适于Ⅲ期和Ⅳ期卵巢上皮性癌、输卵管癌和原发性腹膜癌患者，也适用于Ⅱ期患者，对Ⅰ期患者不推荐。上述推荐主要适用于组织学类型为高级别浆液性癌和子宫内膜样癌的患者，也适用于 *BRCA1/2* 突变的其他组织学类型的卵巢上皮性癌患者。上述推荐适用于一线含铂化疗后达到完全缓解或部分缓解的患者，不适用于一线含铂化疗后病情稳定或病情进展的患者。

（七）PARP 抑制剂用于二线维持治疗

奥拉帕利、尼拉帕利和卢卡帕利均可用于铂敏感复发卵巢上皮性癌 / 输卵管癌 / 原发性腹膜癌患者在含铂化疗达到完全缓解或部分缓解后的维持治疗。用于这类适应证时，3 种药物在用药前均无须检测生物标记物状态。

(八) PARP 抑制剂用于复发卵巢癌 / 输卵管癌 / 原发性腹膜癌的后线治疗(表 4-2)

表 4-2 PARP 抑制剂用于复发卵巢癌 / 输卵管癌 / 原发性腹膜癌的后线治疗

药物	适应证	生物标记物状态
奥拉帕利	既往接受二线及以上化疗的复发患者	胚系 *BRCA* 突变
尼拉帕利	既往接受三线及以上化疗的复发患者	① *BRCA* 突变; ② HRD 阳性且铂敏感
卢卡帕利	既往接受二线及以上化疗的复发患者	胚系或体系 *BRCA* 突变
氟唑帕利	既往接受二线及以上化疗的铂敏感复发患者	胚系 *BRCA* 突变
帕米帕利	既往接受二线及以上化疗的复发患者	胚系 *BRCA* 突变

二、抗血管生成药物

实体肿瘤生长有赖于新生血管的支持。当肿瘤直径 ≤3mm 时,其营养供应来自细胞间弥散;当肿瘤直径>3mm 时,若缺乏新生血管提供血液,肿瘤生长将受到抑制。通过靶向治疗抑制肿瘤新生血管形成的理论在 1971 年首次被提出。

肿瘤内血管生成相关通路的激活与一系列促血管生成因子的高表达相关,常见的促进血管生成的细胞因子包括血管内皮生长因子(vascular endothelial growth factor,VEGF)、血小板源性生长因子（platelet-derived growth factor，PDGF）和成纤维细胞生长因子（fibroblast growth factor，FGF）等。其中，VEGF 是促进血管生成的主要生长因子，通过 3 种酪氨酸激酶受体发挥作用，促进原发肿瘤新生血管生成和肿瘤转移灶新生血管生成，增加肿瘤血管通透性以及促进肿瘤免疫抑制微环境形成。参与 VEGF 信号传导的主要受体为 VEGF 受体 2（VEGF receptor 2，VEGFR2），另外还包括 VEGFR1 和 VEGFR3。基于阻断肿瘤血管生成机制研发出的以 VEGF、VEGFR 和其他相关分子为作用靶点的药物，统称为抗血管生成药物，分为 4 类，即大分子单抗类药物（如贝伐珠单抗）、竞争性受体类药物、受体酪氨酸激酶小分子抑制剂和非受体酪氨酸激酶小分子抑制剂类药物。

受体酪氨酸激酶小分子抑制剂主要通过抑制 VEGFR 的酪氨酸激酶的活性来抑制肿瘤血管形成。此外，这类药物往往会同时作用于 VEGFR 之外的靶点，如 PDGF 受体（PDGF receptor，PDGFR）和 FGF 受体（FGF receptor，FGFR）等，产生相应的生物学效应。已批准的和在临床试验中用于卵巢癌治疗的受体酪氨酸激酶小分子抑制剂主要包括培唑帕尼、阿帕替尼和安罗替尼等。

（一）贝伐珠单抗

（1）药理机制　贝伐珠单抗是一种以 VEGF 为靶点的人源化 IgG1 型单抗，可与 VEGF 结合，从而阻止 VEGF 与血管内皮细胞表面的 VEGFR

结合。贝伐珠单抗通过上述药理作用，影响肿瘤的生长和转移。首先，贝伐珠单抗通过抑制肿瘤及其转移部位的新生血管形成，抑制肿瘤的生长和转移。其次，贝伐珠单抗可减少血管通透性，使血管正常化，从而增加肿瘤细胞内抗肿瘤药物的浓度，阻断免疫抑制性调节细胞对免疫微环境的抑制，增强免疫效应细胞的功能。

(2) 适应证及用法用量　从 2004 年获批上市至今，贝伐珠单抗广泛用于初治卵巢癌、复发卵巢癌的治疗和维持治疗。贝伐珠单抗为注射液制剂，需要稀释后以静脉输注的方式给药，具体如下。

①新诊断晚期卵巢癌的新辅助化疗。紫杉醇 + 卡铂 + 贝伐珠单抗，每 3 周为 1 个周期，紫杉醇 175mg/m^2，D1；卡铂 AUC=5，D1；贝伐珠单抗 5~15mg/kg，D1。由于贝伐珠单抗可能影响伤口愈合以及使手术并发症风险增加，手术前应至少停贝伐珠单抗 28 天，手术后 28 天内及伤口完全恢复之前不能使用贝伐珠单抗。

②新诊断晚期卵巢癌的初始化疗 + 维持治疗。紫杉醇 + 卡铂 + 贝伐珠单抗，初始治疗阶段每 3 周为 1 个周期，共 6 周期。若术后 28 天内开始治疗，第 1 周期不给贝伐珠单抗。维持治疗阶段，每 3 周为 1 个周期。

根据 ICON7，初始治疗阶段，紫杉醇 175mg/m^2，D1；卡铂 AUC=5~6，D1；贝伐珠单抗 7.5mg/kg，D1。维持治疗阶段，贝伐珠单抗 7.5mg/kg，12 个

周期。

根据GOG-0218，初始治疗阶段，紫杉醇175mg/m²，D1；卡铂AUC=6，D1；贝伐珠单抗15mg/kg，D1，其中贝伐珠单抗从第2周期开始给药。维持治疗阶段，贝伐珠单抗15mg/kg。治疗和维持阶段共使用贝伐珠单抗22个周期。

根据ICON7和GOG-0218的最终结论，在所有入组人群中，贝伐珠单抗不能改善总生存期（overall survival，*OS*）。但在高危人群当中（Ⅲ期且肿瘤细胞减灭术后残留病灶大于1cm的人群，以及Ⅳ期，合并腹水的人群），贝伐珠单抗可以改善*OS*。

③新诊断晚期卵巢癌的一线维持治疗与PARP抑制剂联合的一线维持治疗。前提条件：至少在含铂化疗阶段的最后3个周期使用贝伐珠单抗（15mg/kg，每3周为1个周期）；胚系或体系*BRCA1/2*突变（1类），或*BRCA1/2*野生型+HRD阳性（2A类）。

维持治疗阶段：口服奥拉帕利300mg，每日2次，直至疾病进展或出现不可耐受的毒性或至多24个月；贝伐珠单抗15mg/kg，每3周为1周期，直至疾病进展或出现不可耐受的毒性或至多15个月。

④铂敏感复发性卵巢癌的治疗，与化疗联合。

卡铂+吉西他滨+贝伐珠单抗　每3周为1个周期。吉西他滨1 000mg/m²，D1和D8；卡铂AUC=4，D1；贝伐珠单抗5~15mg/kg。

卡铂 + 多柔比星脂质体 + 贝伐珠单抗　多柔比星脂质体 30mg/m^2,D1；卡铂 AUC=5,D1,每 4 周为 1 个周期；贝伐珠单抗 7.5~15mg/kg,每 3 周为 1 个周期。

卡铂 + 紫杉醇 + 贝伐珠单抗　每 3 周为 1 个周期。紫杉醇 175mg/m^2,D1；卡铂 AUC=5,D1；贝伐珠单抗 15mg/kg,D1。

⑤铂敏感复发性卵巢癌的维持治疗。为 2A 类推荐。前提条件：铂敏感复发性卵巢癌患者接受含铂化疗联合贝伐珠单抗后达到完全缓解或部分缓解。维持治疗阶段：贝伐珠单抗 15mg/kg,每 3 周为 1 个周期,直至疾病进展或出现不可耐受的毒性。

⑥铂耐药复发性卵巢癌的治疗。

环磷酰胺 + 贝伐珠单抗　口服环磷酰胺 50mg,每日 1 次；贝伐珠单抗 10mg/kg,每 2 周 1 次。

多柔比星脂质体 + 贝伐珠单抗　多柔比星脂质体 40mg/m^2,每 4 周 1 次；贝伐珠单抗 10mg/kg,每 2 周 1 次。

紫杉醇周疗 + 贝伐珠单抗　紫杉醇 80mg/m^2,每周 1 次；贝伐珠单抗 10mg/kg,每 2 周 1 次。

托泊替康 + 贝伐珠单抗　托泊替康 4mg/m^2,D1、D8、D15,每 4 周为 1 周期；贝伐珠单抗 10mg/kg,每 2 周 1 次。或托泊替康 1.25mg/m^2,D1~D5,每 3 周为 1 周期；贝伐珠单抗 15mg/kg,每 3 周 1 次。

(3) 注意事项　几乎所有器官组织均表达VEGF，所以抑制VEGF通路可能导致多种相关不良反应。在使用贝伐珠单抗治疗过程中，应注意不良反应的监测和管理。

①高血压　第一，在使用贝伐珠单抗前应达到良好的基线血压。若诊室血压≥160/100mmHg并且24小时动态血压监测≥150/95mmHg，应先使用药物控制血压，至少2周后重新评估。第二，第1次用药前血压平稳的患者，在使用贝伐珠单抗的过程中可能出现血压升高，所以在每次使用贝伐珠单抗前均应评估血压。在出现药物无法控制的进行性高血压或相关脏器损伤时，应及时停药，转至内科进行评估和治疗。第三，在贝伐珠单抗治疗结束后的4周内进行随访，增加测血压的次数，警惕低血压，必要时减量或停用降压药物。

②蛋白尿　每次开始贝伐珠单抗治疗前均应检测尿蛋白水平。若24小时尿蛋白>2g，应暂停治疗。若出现大量蛋白尿，即24小时尿蛋白>3.5g，应停用贝伐珠单抗。

③出血　皮肤和黏膜出血(如鼻出血)较为常见，但也会出现重度或致死性出血，特别是与肿瘤有关的出血，如大量咯血、胃肠道出血和中枢神经系统出血等。存在活动性胃溃疡、近3个月内发生过肺出血/咯血或颅内出血的患者，不适合使用贝伐珠单抗。

④胃肠道事件　包括穿孔、瘘、坏死和吻合口

瘘。由于这类并发症比较严重,涉及肠道手术的患者,术后第 1 次化疗时应谨慎使用贝伐珠单抗。对于发生过胃肠道穿孔的患者,不应使用贝伐珠单抗。

⑤血栓栓塞　开始贝伐珠单抗治疗前,应评估患者发生动脉或静脉栓塞的风险。若既往发生过动脉栓塞或威胁生命的静脉栓塞(如肺栓塞),不应使用贝伐珠单抗。

(二) 受体酪氨酸激酶小分子抑制剂

小分子酪氨酸激酶抑制剂在多种恶性肿瘤中显示出较有前景的抗肿瘤活性,但在卵巢癌治疗中的应用仍比较局限。与单克隆抗体(如贝伐珠单抗)相比,小分子酪氨酸激酶抑制剂具有口服生物利用度方面的优势。多数这类药物的靶点不限于 VEGFR 酪氨酸激酶,因此可以同时抑制促进肿瘤血管生成和肿瘤生长的多个信号通路,具有广谱活性。

(1) 培唑帕尼

①药理机制　培唑帕尼是一种多靶点酪氨酸激酶抑制剂,其靶点包括 VEGFR1、VEGFR2、VEGFR3、PDGFR-α、PDGFR-β、FGFR-1、FGFR-3、细胞因子受体、白细胞介素 -2 受体诱导的 T 细胞激酶(ITK)等。通过抑制上述靶点,进而抑制肿瘤血管生长,发挥抗肿瘤作用。

②适应证　单药用于铂敏感或铂耐药复发卵巢上皮性癌 / 输卵管癌 / 原发性腹膜癌的治疗,证据级别为 2B 类。

③用法用量　片剂，口服，800mg，每日1次。若出现不良反应，需要减量，应按200mg的幅度递减。

(2)安罗替尼

①药理机制　安罗替尼是一种国产的多靶点的受体酪氨酸激酶抑制剂，可抑制VEGFR1、VEGFR2、VEGFR3、细胞因子受体和PDGFR-β的激酶活性。

②适应证　安罗替尼尚未正式获批用于卵巢癌治疗。在几项正在进行的针对铂耐药复发性卵巢癌的Ⅱ期临床试验中，安罗替尼显示出较好的疗效，如ANNIE研究，尼拉帕利联合安罗替尼治疗铂耐药复发性卵巢癌，客观缓解率为55.6%，中位无进展生存期(progression free survival，*PFS*)为8.3个月，初步表明此种联合治疗可能为铂耐药复发性卵巢癌的一种新选择。

③用法用量　胶囊制剂，口服，12mg，每日1次，连续服药2周，停药1周，即3周为1个周期。

④剂量调整　第1次减量，10mg，每日1次，连续服药2周，停药1周。第2次减量，8mg，每日1次，连续服药2周，停药2周。如8mg剂量仍无法耐受，则永久停药。

⑤注意事项　高血压是安罗替尼最常见的不良反应，多出现在服药2周左右，建议开始用药的第6周每天监测血压。若出现3~4级高血压，应停药，进行内科评估。反复出现3~4级高血压应考虑药物减量。安罗替尼抑制VEGFR，因此可能

增加出血风险。具有出血风险或凝血功能异常的患者应慎用安罗替尼。若使用,则应严密监测血小板、凝血功能。手足综合征也是安罗替尼常见的不良反应,多在服药2周左右出现,表现为手足掌底部皮肤肿胀、剥落、水泡、皲裂、出血或红斑的复合表现,可伴有疼痛。出现≥3级的手足综合征时应停药,同时给予局部对症治疗。在恢复用药时应下调一个剂量。

⑥药物相互作用　安罗替尼主要通过CYP1A2和CYP3A4/5代谢,因此建议避免与CYP1A2和CYP3A4的抑制剂和诱导剂合并使用。安罗替尼不是P糖蛋白的底物,可能减低耐药性。

(3)阿帕替尼

①药理机制　阿帕替尼是国产的小分子受体酪氨酸激酶抑制剂,可抑制VEGFR2。

②适应证　阿帕替尼尚未正式获批用于卵巢癌治疗。在临床试验中,阿帕替尼显示出了一定的抗肿瘤效果。如APPROVE研究中,阿帕替尼联合脂质体多柔比星治疗铂耐药复发性卵巢癌,客观缓解率为43.1%,中位*PFS*为5.8个月,为铂耐药复发性卵巢癌的治疗提供了可能的新选择。

③用法用量　片剂,口服,250mg,每日1次。无法减量,若出现不可耐受的副作用,应考虑停药。

④注意事项　VEGRF抑制剂类药物的不良反应相似,包括高血压、蛋白尿、出血和手足综合

征等，用药前评估和用药过程中检测原则基本同上文“安罗替尼”。

⑤药物相互作用　阿帕替尼主要通过 CYP3A4 代谢，其次经 CYP2D6、CYP2C9 和 CYP2E1 代谢。因此，应尽量避免与 CYP3A4 强抑制剂或诱导剂同时使用。另外，根据相关研究，在阿帕替尼治疗期间，应谨慎使用主要经 CYP3A4 代谢的药物和主要经 CYP2C9 代谢的药物。需要注意经 CYP3A4 途径代谢的常用降压药，如钙离子通道拮抗剂硝苯地平、贝尼地平等以及经 CYP2C9 途径代谢的抗凝药，如华法林。

三、其他靶向药物

（一）曲美替尼

(1)药理机制　曲美替尼是丝裂原活化的细胞外信号调节激酶 1(mitogen activated extracellular signal-regulated kinases，MEK1)和 MEK2 的可逆性抑制剂。MEK 是细胞外信号相关激酶通路的上游调节器，促进细胞增殖。曲美替尼可呈剂量依赖性地抑制 MEK，并诱导细胞 G0/G1 期阻滞。MEK 抑制剂可诱导雌激素受体(estrogen receptor，ER)过表达，提高对 ER 拮抗剂的敏感性。

(2)适应证　单药治疗用于铂敏感或铂耐药复发的低级别浆液性癌。

(3)用法用量　片剂，口服，2mg，每日 1 次。

（二）依维莫司

(1)药理机制　雌激素与 ER 结合后可激活

多条信号通路，其中包括哺乳动物雷帕霉素靶蛋白（mammalian target of rapamycin，mTOR）通路。mTOR 活性在一些人体肿瘤中上调。依维莫司是 mTOR 的选择性抑制剂。依维莫司可与胞内蛋白 FKBP12 结合形成抑制性复合体 mTORC1。该复合体抑制 mTOR 的活性，导致转录因子 S6 核糖体蛋白激酶和真核生物延伸因子 4E- 结合蛋白的活性降低，从而干扰细胞周期、血管新生、糖酵解等相关蛋白的翻译和复制。

(2) 临床研究　依维莫司尚未被批准用于卵巢癌相关适应证的治疗。在临床研究当中，依维莫司联合内分泌药物治疗 ER 阳性的复发性卵巢癌，显示出一定疗效。依维莫司为片剂，在临床研究当中，用法为口服，用量为 10mg，每日 1 次。

第三节 内分泌治疗

一、芳香化酶抑制剂

绝经后女性，雌激素主要来自芳香化酶的作用，芳香化酶可将肾上腺雄激素（主要是雄烯二酮和睾酮）转化为雌酮和雌二醇。因此，通过特异性抑制芳香化酶可以抑制周围组织和癌组织本身的雌激素生物合成。

芳香化酶抑制剂主要包括依西美坦、来曲唑和阿那曲唑。

芳香化酶抑制剂用于卵巢癌治疗的适应证：①用于ⅠC期及以上卵巢低级别浆液性癌/子宫内膜样癌G1的术后初始辅助治疗(2B类)；②用于ⅠC期及以上卵巢低级别浆液性癌/子宫内膜样癌G1初始化疗后的维持治疗(2B类)；③用于铂敏感或铂耐药复发的卵巢癌，特别是ER表达阳性的低级别浆液性癌或子宫内膜样癌G1。

二、促性腺激素释放激素激动剂

促性腺激素释放激素激动剂(gonadotropin-releasing hormone agonist，GnRH-a）类药物是GnRH的类似物，与GnRH受体的亲和力明显高于内源性GnRH。GnRH-a类药物与GnRH受体结合，通过抑制下丘脑-垂体-卵巢轴来抑制卵巢合成雌激素。

GnRH-a类药物治疗卵巢癌的适应证同上文“芳香化酶抑制剂”。国内外指南中推荐的此类药物主要是醋酸亮丙瑞林，为皮下注射制剂，用量为3.75mg，每4周用药1次。

三、雌激素受体调节剂

（一）他莫昔芬

(1)药理机制　他莫昔芬属于选择性雌激素受体调节剂，是雌激素与ER结合的一种竞争性抑制剂，既有激动剂作用，也有拮抗剂作用。他莫昔芬通过占据ER来阻断雌激素与ER结合。

(2)适应证　同上文“芳香化酶抑制剂”。

(3) 用法用量　片剂，口服，20mg，每日 1 次。每日最大剂量不超过 40mg。

(4) 注意事项　他莫昔芬在子宫内膜中呈现雌激素样作用。保留子宫的患者在使用他莫昔芬期间，应定期观察子宫内膜的情况。

（二）氟维司群

(1) 药理机制　氟维司群可以选择性下调雌激素受体，是雌激素与 ER 结合的一种竞争性拮抗剂，其亲和力与雌二醇相似，并且其本身没有雌激素样作用。

(2) 适应证　单药治疗铂敏感或铂耐药复发的低级别浆液性癌。

(3) 用法用量　注射液制剂，500mg，臀部肌内注射，第 1 次和第 2 次用药之间间隔 2 周，随后每月用药 1 次。

第四节 免疫治疗

近年来针对肿瘤的免疫治疗逐渐兴起，并且免疫治疗在一些癌种中显示出良好的疗效，如恶性黑色素瘤、非小细胞肺癌。虽然目前免疫治疗在卵巢癌中效果有限，但作为一种较新的治疗方式，卵巢癌的免疫治疗仍值得深入研究。

一、免疫检查点抑制剂

2006年首次提出免疫检查点的概念。T细胞表面具有识别抗原信号的T细胞受体和调控T细胞活化所需的共刺激分子。较早发现的共刺激分子为T细胞活化提供第二信号,使T细胞活化、增殖、分化为效应T细胞。而较晚发现的共刺激分子,如细胞毒性T淋巴细胞相关抗原4(cytotoxic T lymphocyte-associated antigen-4, CTLA-4)和程序性死亡蛋白1(programmed death-1, PD-1),只在活化后的T细胞表达,与配体结合后,阻断活化T细胞的增殖、分化过程,是机体免疫应答和免疫耐受的重要"刹车"分子。这类发挥负性调节作用的共刺激分子,被称为免疫检查点分子。

肿瘤微环境中,肿瘤细胞表达相应配体,导致T细胞失能,使肿瘤细胞逃避免疫系统的监视和清除。免疫检查点抑制剂类药物通过靶向解除肿瘤细胞对T细胞功能的抑制而发挥抗肿瘤作用。

(一) PD-1及其配体的抗体

PD-1是CD28超家族成员,有2个配体,PD-L1和PD-L2。肿瘤细胞表达PD-L1,可与PD-1结合,阻断T细胞激活和细胞因子生成。PD-1/PD-L1抗体通过与PD-1/PD-L1结合阻断该通路,恢复免疫杀伤功能。目前全球已有13种PD-1/PD-L1抗体药物获批上市,国内也已有10种PD-1/PD-L1抗体药物获批上市。

相关生物标记物：① PD-1/PD-L1 表达。从理论角度来讲，PD-1/PD-L1 是 PD-1/PD-L1 抗体的直接作用靶点，其疗效应与 PD-1/PD-L1 的表达水平密切相关，但目前尚无证据支持 PD-1/PD-L1 是预测免疫检查点抑制剂疗效的理想标记物。②肿瘤突变负荷（tumor mutation burden，TMB）。TMB 是指肿瘤基因组中体细胞突变的数量，可通过全外显子测序获得。理论上，肿瘤体细胞突变的数量与免疫疗效呈正相关，TMB 越高，其表达肿瘤新生抗原的可能性越大，治疗效果就越好。但目前将 TMB 作为免疫治疗标记物仍有争议，且 TMB 的临界值亦有争议。③错配修复缺陷（deficient mismatch repair，dMMR）或高度微卫星不稳定（microsatellite instability-high，MSI-H）。dMMR 可致 MSI-H，使肿瘤更易发生体细胞突变，其突变基因数是错配修复正常的肿瘤的数十倍。因此，错配修复状态可用于预测 PD-1/PD-L1 抑制剂的疗效。卵巢癌当中最常见的病理类型是高级别浆液性癌，MSI-H 者很少，仅占 1%~2%，TMB 高者很少，仅占 1%~2%。

此类药物中，目前仅帕博利珠单抗获批用于铂敏感或铂耐药复发的卵巢癌，同时伴有 MSI-H 或 dMMR 或 TMB ≥ 10 mut/megabase。帕博利珠单抗为注射液制剂，通过静脉输注方式给药，用量为 200mg，每 3 周 1 次。其他类型的免疫检查点抑制剂治疗相关的数据有限。

注意事项　①合并自身免疫病并非免疫检查

点抑制剂的禁忌证，但用药应谨慎，特别是对于接受高剂量糖皮质激素治疗或病情处于活动期的自身免疫病患者。一方面，高剂量的免疫抑制剂可能会影响免疫检查点抑制剂的疗效；另一方面，处于活动期的自身免疫病患者接受PD-1抑制剂治疗后，可能引起自身免疫病反弹或暴发。因此，这类患者使用免疫检查点抑制剂时应严密监测，尽可能将糖皮质激素类药物减量至最低时再考虑应用免疫检查点抑制剂。②体弱患者使用免疫检查点抑制剂的获益有限，应谨慎使用。高龄患者可以使用免疫检查点抑制剂。③进行实体器官或造血干细胞移植的患者需要长期服用免疫抑制剂，而使用免疫检查点抑制剂可能打破免疫耐受，甚至诱发移植物抗宿主病，因此这类患者应谨慎使用免疫检查点抑制剂。④长期使用糖皮质激素者不建议使用免疫检查点抑制剂，研究表明这类患者从治疗中获益有限。⑤肝炎患者可以使用免疫检查点抑制剂。对于乙型肝炎病毒感染的患者，HBV-DNA载量低于2 000U/ml后可开始用药，并定期检测HBV-DNA、乙肝表面抗原和乙肝表面抗体。对于丙型肝炎病毒感染的患者，无须同时抗病毒治疗，但需定期监测HCV-RNA水平。

由于单药PD-1/PD-L1抗体治疗卵巢癌效果有限，下述多项联合用药的临床试验正在进行中。①PD-1/PD-L1抗体与化疗联合，包括吉西他滨+顺铂、多柔比星脂质体、卡铂、剂量密集型紫杉醇等。②PD-1/PD-L1抗体与PARP抑制剂或抗血管生成药物联合。③不同类型的免疫检查点抑制剂联合，主要是PD-1抗体联合CTLA-4抗体。

（二）CTLA-4抗体

CTLA-4是一种跨膜蛋白，表达于活化的$CD4^+T$细胞、$CD8^+T$细胞。CTLA-4与其配体结合，可终止激活的T细胞反应，以及介导调节性T细胞的抑制功能。CTLA-4抗体通过与CTLA-4结合来减少调节性T细胞的抑制作用，激活T细胞反应。

目前获批上市的CLTA-4抗体只有伊匹木单抗，但其单药治疗作用有限，未获得卵巢癌治疗的相关适应证。

二、其他免疫治疗

（一）肿瘤疫苗

卵巢上皮性癌被认为具有免疫原性，肿瘤浸润淋巴细胞数量与预后呈正相关，因此多年前就提出了通过肿瘤疫苗触发主动免疫来治疗卵巢癌的概念。根据目前相关临床研究，卵巢癌疫苗显示出非常好的安全性，但有效性较低。目前尚无批准用于临床的卵巢癌疫苗。

（二）细胞免疫治疗

过继性细胞免疫治疗（adoptive cell therapy，ACT）是肿瘤免疫学研究的热点之一，利用自体或异体的肿瘤浸润淋巴细胞或外周血淋巴细胞，在体外培养并激活，然后回输至患者体内。但至今，这类治疗方法在实体瘤中效果有限，目前尚未批准用于卵巢癌治疗。

参考文献

［1］中国抗癌协会妇科肿瘤专业委员会. 中国卵巢上皮性癌维持治疗指南 (2022 年版)[J]. 中国实用妇科与产科杂志, 2022, 38 (1): 56-65.

［2］中华医学会妇科肿瘤学分会. 卵巢癌 PARP 抑制剂临床应用指南 (2022 版)[J]. 肿瘤综合治疗电子杂志, 2022, 8 (3): 64-77.

［3］邓婷, 冯艳玲, 黄绮丹等. 含贝伐珠单抗联合方案治疗晚期卵巢癌的研究进展 [J]. 癌症, 2022, 41 (3): 106.

［4］汪军坚, 张玢琪, 朱笕青. PARP 抑制剂在中国卵巢癌患者中的应用 [J]. 中国实用妇科与产科杂志, 2022, 38 (4): 476-480.

［5］中华医学会妇科肿瘤学分会. 妇科肿瘤免疫检查点抑制剂临床应用指南 [J]. 现代妇产科进展, 2021, 30 (10): 737-756.

［6］中国抗癌协会家族遗传性肿瘤专业委员会. 中国家族遗传性肿瘤临床诊疗专家共识 (2021 年版)(2)——家族遗传性卵巢癌 [J]. 中国肿瘤临床, 2021, 48 (24): 1-5.

［7］马小鸿, 姜洁. 卵巢癌靶向治疗进展 [J]. 中国医刊, 2021, 56 (4): 352-356.

［8］王喆, 张颐. 卵巢癌内分泌治疗研究进展 [J]. 实用临床医药杂志, 2021, 25 (13): 115-118, 128.

［9］王登凤, 张国楠. 卵巢癌靶向治疗的规范化 [J]. 中国实用妇科与产科杂志, 2021, 37 (6): 634-639.

［10］培唑帕尼超说明书用药编写专家组. 培唑帕尼超说明书用药专家共识 [J]. 中国现代应用药学

2021, 38 (8): 904-911.
[11] 中国抗癌协会妇科肿瘤专业委员会, 中华医学会病理学分会. 上皮性卵巢癌 PARP 抑制剂相关生物标志物检测的中国专家共识 [J]. 中国癌症杂志, 2020, 30 (10): 841-848.
[12] 中华医学会妇科肿瘤分会. 妇科肿瘤抗血管内皮生长因子单克隆抗体临床应用指南 [J]. 现代妇产科进展, 2020, 29 (2): 81-87.

(窦 莎　李 艺)

第五章

卵巢恶性肿瘤化学治疗和靶向治疗的不良反应及管理

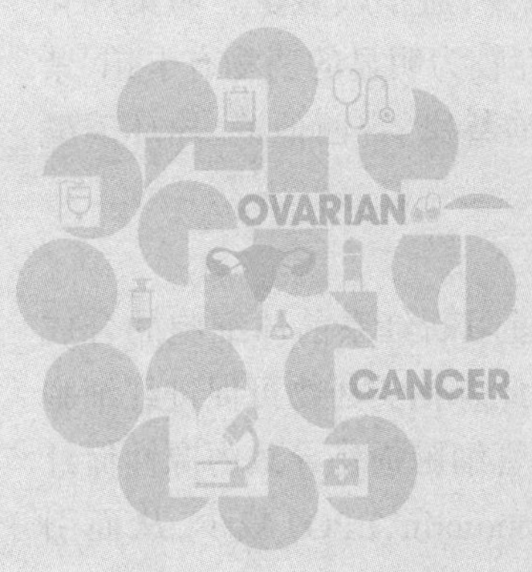

第一节 化学治疗药物不良反应及管理

化学治疗(化疗)是卵巢恶性肿瘤非常重要的治疗手段,初始治疗后及肿瘤复发后都需要应用化疗。鉴于卵巢癌是高复发性疾病,有的患者在疾病诊治过程中可能要经历数十次化疗。化疗药物除对肿瘤细胞产生杀伤作用外,也可对机体正常细胞和组织造成一定损伤。化疗相关不良反应主要涉及血液系统、消化系统、心血管系统、神经系统、泌尿系统等全身多器官系统,因此对化疗药物不良反应的管理至关重要,管理不善可直接导致患者不能足量足疗程完成化疗,从而导致疗效降低乃至对预后造成不良影响。

一、血液系统不良反应及管理

血液学毒性是化疗药物最常见的不良反应,包括贫血、粒细胞减少、血小板减少。卵巢癌化疗药物中血液学毒性较为明显的药物有卡铂、紫杉醇、多西他赛、托泊替康、吉西他滨、异环磷酰胺等。

(一) 贫血

化疗药物可通过阻断红系前体细胞的合成直接影响骨髓造血,此外铂类药物可促进红细胞凋亡,还可造成肾小管细胞损伤导致内源性促红细胞生成素(erythropoietin,EPO)减少,从而引起贫血。主要表现为外周血中单位容积内红细胞数减少、血红蛋白浓度降低或红细胞比容降低至正常水平之下。贫血严重程度分级标准见表 5-1,轻度贫血可通过去除诱因、改善饮食来调节,通常不需要特殊处理,中、重度及以上贫血需要对症治疗。

表 5-1 贫血分级标准

级别	血红蛋白 /($g \cdot L^{-1}$)
1 级(轻度)	100~LLN
2 级(中度)	80~<100
3 级(重度)	<80
4 级(极重度)	危及生命,需要紧急治疗

正常成人外周血红蛋白的范围标准为成年男性:120~160g/L,成年女性:110~150g/L。

LLN,lower limit of normal,正常值下限。

本表参考常见不良事件评价标准 5.0 版(CTCAE 5.0)。

处理原则

(1)补充铁剂　对于绝对性缺铁患者(铁蛋白≤30μg/L 且转铁蛋白饱和度<20%),需要行补铁治疗。目前补充铁剂的方法主要为口服铁剂和肠道外铁剂。

口服铁剂的不良反应主要为胃肠道刺激症状和过敏。餐后服用可减少胃肠道不良反应。维生素 C 可增强口服铁剂吸收,磷酸盐可影响铁剂吸收。肠道外铁剂能够完全被人体吸收,起效快,无胃肠道刺激症状，但需注射使用。对口服铁剂不耐受或效果较弱的患者，推荐使用肠道外铁剂。临床常用铁剂见表5-2。

表5-2 临床常用铁剂

口服铁剂	硫酸亚铁、富马酸亚铁、葡萄糖酸亚铁、琥珀酸亚铁和乳酸亚铁
肠道外铁剂	蔗糖铁、低分子量右旋糖酐铁、葡萄糖酸亚铁

（2）促红细胞生成治疗　EPO在肾脏内生成，可调控红细胞的生成，临床已证实可改善贫血症状、降低肿瘤化疗患者对输注浓缩红细胞（packed red blood cell，PRBC）的需要。EPO注射治疗符合正常生理情况，耐受性好，可用于门诊患者。EPO使用方法和剂量参考图5-1。

（3）输血治疗　输注红细胞或全血可迅速升高血红蛋白浓度，适用于化疗后严重贫血或急性出血引发重度贫血的妇科肿瘤患者（图5-2）。在不伴随同时失血的情况下，每输注1U浓缩红细胞，约可提升10g/L血红蛋白水平。需关注输血过程不良反应，对症处理。

（4）中药　国内多项临床研究证实，中西医结合治疗具有减缓血红蛋白下降速度、维持和提升血红蛋白水平、提高患者生存质量等优势。妇科肿瘤患者化疗可酌情配合复方中药辅助治疗，如补血汤剂、复方阿胶浆、复方皂矾丸、生血宝合剂等。

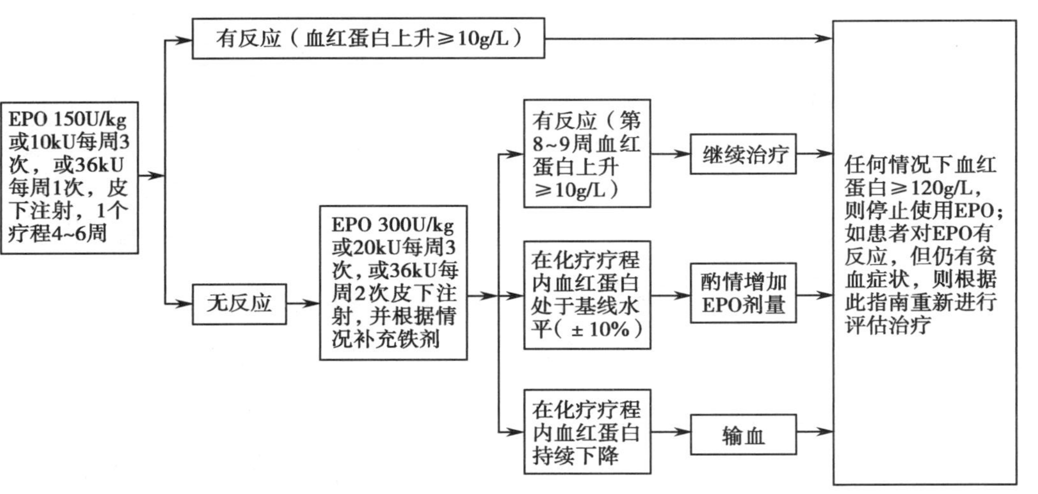

图 5-1　EPO 使用方法和剂量

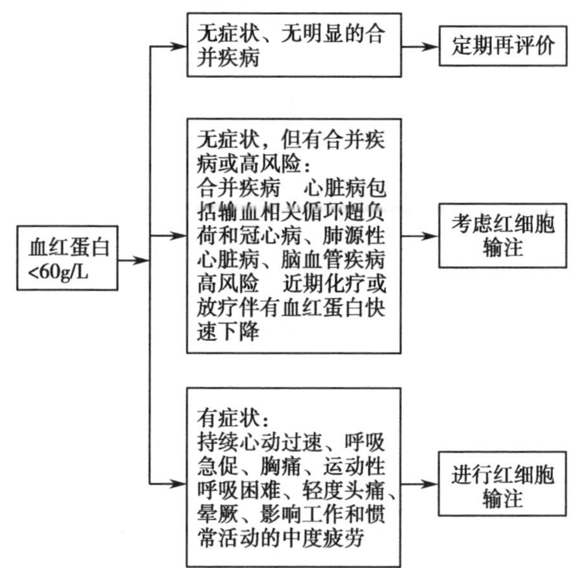

图 5-2 红细胞输注的适应证

（二）血小板减少症

化疗诱导的血小板减少症（chemotherapy-induced thrombocytopenia，CIT）是指抗肿瘤化疗药物对骨髓巨核细胞产生抑制作用，导致外周血中血小板计数低于 100×10^9/L。发生机制主要包括血小板生成减少、血小板破坏增加以及血小板分布异常。各类化疗药物均会导致 CIT，其中以铂类、紫杉类、蒽环类、吉西他滨等药物较为常见。血小板减少症分级标准见表 5-3。

表 5-3 CIT 分级标准

级别	血小板计数 /($\times 10^9 \cdot L^{-1}$)
1 级	75~LLN
2 级	50~<75
3 级	25~<50
4 级	<25

LLN, lower limit of normal, 正常值下限。
本表参考常见不良事件评价标准 5.0 版(CTCAE 5.0)。

1. 处理原则 血小板减少可使用促血小板生成因子治疗,包括重组人白介素 -11(recombinant human interleukin-11, rhIL-11)、rhIL-11 衍生物、重组人血小板生成素(recombinant human thrombopoietin, rhTPO)及血小板生成素受体激动剂等。重度血小板减少可采用输注血小板处理。

(1) rhIL-11 由人类骨髓基质细胞(成纤维细胞)和间质细胞分泌产生,可以使外周血血小板数量增多,同时使网织红细胞和白细胞数量增加。对于不符合血小板输注指征的 CIT 患者,应在血小板计数为(25~75) $\times 10^9$/L 时应用 rhIL-11。

推荐用药剂量: 25~50μg/kg,皮下注射,每天 1 次,连用 7~10 天,至血小板计数 ≥ 100×10^9/L 或血小板计数较用药前升高 50×10^9/L 以上时停药。肾功能损伤患者需减量使用。rhIL-11 衍生物推荐剂量及用法同 rhIL-11。

(2) rhTPO 对于不符合血小板输注指征的患者,应在血小板计数<75×10^9/L 时应用。若发

生 CIT 的同时，出现贫血或白细胞严重减少，可将 rhTPO 与重组人红细胞生成素或重组人粒细胞集落刺激因子联合应用。推荐用药剂量：300U/(kg·d)，皮下注射，每天 1 次，连续用药。当血小板计数 ≥ 100×10^9/L 或血小板计数较用药前升高 50×10^9/L 时，应及时停药。用药过程中应严密监测血常规，推荐 2 次 / 周，特殊患者可考虑隔日 1 次。

(3) 血小板生成素受体激动剂　如阿伐曲泊帕、海曲泊帕、艾曲波帕等。虽然该类药物尚未被批准 CIT 适应证，但已有小样本研究报道其对 CIT 有较好的治疗作用，且口服给药方式提高了患者院外管理的便利性。鉴于 CIT 治疗的困难及出血风险的严重性，对 rhIL-11 和 / 或 rhTPO 反应不佳的患者可考虑使用。

①马来酸阿伐曲泊帕片：血小板计数 < 40×10^9/L，60mg，每日 1 次；血小板计数 (40~50) $\times 10^9$/L，40mg，每日 1 次；连续口服 5 天，与食物同服。

②海曲泊帕乙醇胺片：建议起始剂量 7.5mg，每日 1 次。空腹口服，两小时后用餐，避免与餐同服，包括奶制品或者含多价阳离子的矿物质补充剂。

③艾曲泊帕乙醇胺片：建议起始剂量 25mg，每日 1 次，饭前 1 小时或饭后 2 小时服用，对于中度或严重肝功能不全的患者，应减量用药。

(4) 输注血小板　治疗重度血小板减少症最快、最有效的治疗方法，能够有效降低大出血的发生风险和死亡率。不同程度 CIT 治疗流程见图 5-3。

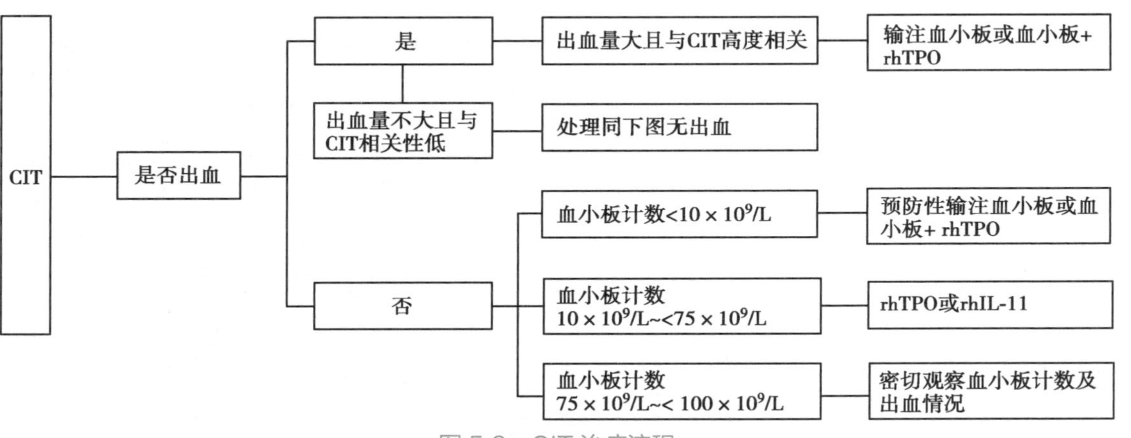
CIT
是否出血
是
出血量不大且与CIT相关性低
否
出血量大且与CIT高度相关
处理同下图无出血
血小板计数<10×10⁹/L
血小板计数 10×10⁹/L~<75×10⁹/L
血小板计数 75×10⁹/L~<100×10⁹/L
输注血小板或血小板+rhTPO
预防性输注血小板或血小板+rhTPO
rhTPO或rhIL-11
密切观察血小板计数及出血情况

图 5-3 CIT 治疗流程

2. 预防原则　鉴于 CIT 治疗的困难及出血的严重后果,推荐对高危妇科肿瘤化疗患者采取预防措施,减少严重 CIT 发生的概率,保障化疗顺利进行。

(1) 一级预防　对于有极高出血风险的 CIT 患者,根据其血小板计数和出血情况,给予治疗性或出血前预防性血小板输注,同时使用 rhTPO、rhIL-11。必要时可考虑下一疗程调整化疗药物给药剂量。

(2) 二级预防　适用于上一化疗周期发生过 3 级及以上 CIT 患者,或上一化疗周期发生 2 级 CIT 同时伴有以下任一项出血高风险因素的患者:既往有出血史;接受含铂类、吉西他滨、阿糖胞苷以及蒽环类等可能导致严重骨髓抑制的药物治疗;肿瘤骨髓浸润;ECOG 体能状态评分 ≥2 分;既往接受过放疗,特别是长骨、扁骨(如骨盆、胸骨等)接受过放疗;合并使用其他可能导致血小板减少的药物,如肝素、抗生素等。

rhTPO、rhIL-11 可在化疗后 1~2 天预防性使用。若已知血小板最低值出现时间,可在血小板最低值出现前 10~14 天皮下注射 rhTPO。

(三) 中性粒细胞减少症

中性粒细胞减少症是由化疗药物抑制骨髓的造血功能,使成熟的中性粒细胞凋亡后得不到及时更新,导致循环中的中性粒细胞计数减少引起,是骨髓抑制性化疗药物最严重的血液学毒性,也是导致化疗延迟、剂量减少的主要原因。外周血中性粒细胞绝对值(absolute neutrophil count，ANC)<2.0×10^9/L 即为中性粒细胞减少症，分级标准见表 5-4。

表 5-4　中性粒细胞减少症分级标准

级别	ANC/(×10^9/L)
1 级	1.5~LLN
2 级	1.0~<1.5
3 级	0.5~<1.0
4 级	<0.5

LLN，lower limit of normal，正常值下限。
本表参考常见不良事件评价标准 5.0 版(CTCAE 5.0)。

中性粒细胞减少性发热(febrile neutropenia，FN)是中性粒细胞减少症最主要的临床并发症，FN 通常被定义为口腔温度>38.3℃(腋温>38.1℃)或 2 小时内连续 2 次测量口腔温度>38.0℃(腋温>37.8℃)，且 ANC<0.5×10^9/L，或预计<0.5×10^9/L。FN 出现后患者可出现严重感染等并发症，菌血症发生率及死亡风险增加，因此对化疗患者中性粒细胞减少和 FN 的预防和治疗非常重要。

粒细胞集落刺激因子(granulocyte colony stimulating factor，G-CSF)包括重组人粒细胞集落刺激因子(recombinant human granulocyte colony stimulating factor，rhG-CSF)与聚乙二醇化重组人粒细胞集落刺激因子(pegylated recombinant human granulocyte colony stimulating factor，PEG-rhG-CSF)，是中性粒细胞减少症有效的治疗药物。

预防及处理原则

（1）一级预防 接受高风险（FN 风险≥20%）化疗方案者，均建议预防性使用 G-CSF；接受中风险（10%≤FN 风险<20%）化疗方案者，需要评估患者自身风险因素，建议预防性使用 G-CSF；低风险（FN 风险<10%）者，不建议常规预防性使用 G-CSF；正在接受治愈性化疗或术后辅助化疗者，在存在 FN 等可能致死的不良预后因素时，考虑预防性使用 G-CSF。

（2）二级预防 若前一个化疗周期中患者发生 FN 或剂量限制性中性粒细胞减少症，则下一个化疗周期可考虑预防性使用 G-CSF。

（3）预防使用抗生素 预防由中性粒细胞减少而引起的感染或感染导致的并发症，妇科肿瘤患者接受化疗后，若出现严重的中性粒细胞缺乏（$ANC<0.1\times10^9/L$）或预计中性粒细胞缺乏持续>7 天，可使用抗生素进行预防。对于低风险患者，不推荐预防性应用抗生素。

（4）G-CSF 治疗路径 预防性使用 rhG-CSF 者出现 FN 后，应继续使用 rhG-CSF 治疗。未预防性使用 rhG-CSF 者，评估 rhG-CSF 风险，存在不良因素使用 rhG-CSF 治疗。不良因素参考指征：脓毒症；年龄>65 岁；$ANC<1.0\times10^9/L$；中性粒细胞减少持续时间预计>10 天；感染性肺炎或临床上有记载的其他感染；侵袭性真菌感染；住院期间发热；既往发生过 FN。具体处理原则见图 5-4。

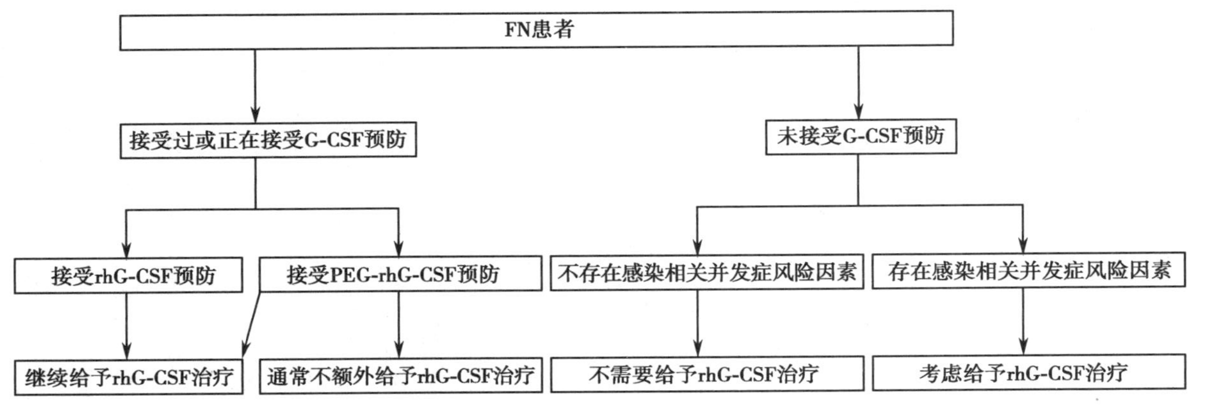

图 5-4　FN 患者治疗性使用 G-CSF 的路径

(5)G-CSF 的使用方法

1)rhG-CSF 化疗后次日或最长至化疗后 3~4 天内开始预防性使用。剂量为 5 μg/kg,皮下注射或静脉注射,每天 1 次,直至 ANC ≥ 2.0×10^9/L。若化疗前出现 ANC 降低,需持续使用至中性粒细胞生成峰出现(建议 ≥ 7 天)后方可化疗;短期使用(≤ 7 天)效果欠佳。

2)PEG-rhG-CSF 化疗结束 24 小时后开始预防性使用。剂量为 6mg,或根据患者体重(100μg/kg)个体化给药,皮下注射。周疗方案后使用 PEG-rhG-CSF 尚无数据,目前暂不推荐。

3)计划进行 G-CSF 预防的患者,若化疗前血常规检测 ANC>30×10^9/L 或白细胞计数>50×10^9/L,本周期化疗 G-CSF 用量需减半。

二、消化系统不良反应及管理

(一) 食欲减退

建议通过进食改善症状,少吃多餐,多吃高蛋白、富含维生素、易消化的饮食,或服用药物改善症状。营养不良者可适当减少化疗药物剂量,必要时经肠道内(口服或鼻饲全营养素)或肠道外补充营养。

(二) 恶心呕吐

一方面,化疗药物诱导肠嗜铬细胞释放血清素,激活迷走神经的 5-HT_3 受体,信号传导至大脑,从而引发呕吐。另一方面,P 物质能与神经激肽 -1(neurokinin-1,NK-1)受体结合,激发呕吐反应。目前临床上常用的止吐药物根据作用机制不同，可分为糖皮质激素类药物、多巴胺受体拮抗剂、5-HT_3 受体拮抗剂（5-HT_3 receptor antagonist，5-HT_3 RA）及 NK-1 受体拮抗剂（NK-1 receptor antagonist，NK-1 RA）等，具体见表 5-5。

表 5-5 主要止吐药物分类、主要机制及代表性药物

分类	主要机制	代表性药物
糖皮质激素类	机制尚不明确，涉及多方面	地塞米松、泼尼松、甲泼尼龙
多巴胺受体拮抗剂	抑制中枢催吐化学感受区的多巴胺受体	甲氧氯普胺
5-HT_3 RA	阻断 5-HT 与 5-HT_3 受体结合而抑制呕吐	昂丹司琼、格拉司琼、多拉司琼、帕洛诺司琼
NK-1 RA	特异性阻断 NK-1 受体与 P 物质结合	阿瑞匹坦、福沙匹坦、奈妥匹坦/帕洛诺司琼胶囊

1. 高致吐性方案所致恶心呕吐的预防 首选 5-HT_3 RA+ 地塞米松 +NK-1 RA（三联方案），或沙利度胺 + 帕洛诺司琼 + 地塞米松。使用三联方法仍出现暴发性或难治性呕吐时，可加用奥氮平（5mg，口服，D1~D4）。

2. 中致吐性方案所致恶心呕吐的预防 首选 5-HT_3 RA+ 地塞米松（二联方案），或二联方案 + 奥氮平，或二联方案 +NK-1 RA。

3. 低致吐性方案所致恶心呕吐的预防 建议使用单一止吐药物，如 5-HT_3 RA、地塞米松、多

巴胺受体拮抗剂或氯丙嗪(推荐程度由高到低)。

4. 轻微致吐性方案所致恶心呕吐的预防 不必在化疗前常规给予止吐药物。

常用止吐药物推荐剂量

a. 糖皮质激素类(地塞米松) 高/中致吐风险 6~12mg D1,3.75~8mg D2~D4,静脉注射/口服。低致吐风险 8~12mg,静脉注射/口服。

b. 多巴胺受体拮抗剂(如甲氧氯普胺) 10~20mg,口服/静脉注射。

c. $5\text{-}HT_3$ RA 昂丹司琼、格拉司琼、多拉司琼等为第1代,帕洛诺司琼等为第2代。昂丹司琼,口服(16~24mg)/静脉注射(8~16mg)D1;格拉司琼,口服(2mg)/静脉注射(3mg),D1,或3.1mg,24h透皮贴片(首剂化疗前24~48小时贴于上臂);多拉司琼,100mg,口服/静脉注射,D1;帕洛诺司琼,静脉注射(0.25mg)/口服(0.5mg),D1。

d. NK-1 RA 阿瑞匹坦,125mg,口服,D1,80mg,口服,D2~D3;福沙匹坦,被认为是阿瑞匹坦的前体药,150mg,静脉注射,D1;奈妥匹坦,300mg,口服,D1+帕洛诺司琼,0.5mg,口服,D1。

(三)便秘

建议服用高纤维素食物,多饮水;鼓励病人适当活动;服用缓泻剂软化大便;控制使用 $5\text{-}HT_3$ RA 止吐药的次数。可辅助使用开塞露、乳果糖等药物,也可选择中药治疗,如麻仁软胶囊、番泻叶等。

（四）腹泻

避免对胃肠道有刺激的食物，多进食低纤维素、高蛋白和补充足够液体的食物。多休息，可考虑使用药物，如黏膜保护剂（蒙脱石散、硫糖铝等）、止泻药和肠蠕动抑制剂（易蒙停、复方地芬诺酯等）、微生态制剂（培菲康、整肠生等）、抗分泌制剂（克林澳等）。如治疗后腹泻仍持续超过48小时，给予胃肠外支持治疗，并预防性口服广谱抗生素。

三、神经系统不良反应及管理

妇科肿瘤化疗药物均可导致不同程度的外周神经功能紊乱，表现为感觉神经、运动神经及自主神经功能受损，以感觉神经受损导致的疼痛、麻木感、针刺感、触觉异常、温度觉异常等症状为主。引起的药物主要有铂类、紫杉类、长春碱类、氟尿嘧啶类等。目前暂无特效药，临床常用以下药物预防及治疗。

（一）抗氧化剂和细胞保护剂 抗氧化剂如谷胱甘肽（GSH）、α-硫辛酸、谷氨酸盐，细胞保护剂如氨磷汀、依达拉奉等，可阻止奥沙利铂、紫杉醇在神经元内蓄积，降低对外周神经元和神经纤维的损伤。

（二）神经递质再摄取抑制剂 度洛西汀、文拉法辛是5-HT和去甲肾上腺素（norepinephrine，NE）再摄取抑制剂，可抑制伤害性信号传导通路，发挥镇痛作用。

（三）钠离子通道阻滞剂和钙镁合剂 钠离子通道阻滞剂如卡马西平、乙琥胺、加巴喷丁，以及钙镁合剂（由葡萄糖酸钙和硫酸镁组成），可改变 Na^+ 通道，改善神经痛。

（四）神经营养剂 如B族维生素和脂肪酸，参与周围神经髓鞘的生理代谢，可维持神经髓鞘的完整，保护正常的神经传导功能。

（五）生活护理 温水泡手、泡脚，戴手套、穿保暖鞋，避免因寒冷导致手脚麻木加重。

四、泌尿系统不良反应及管理

泌尿系统不良反应主要表现为肾脏毒性。顺铂是最易引起肾脏毒性的药物。铂沉积于肾脏可直接或间接引起肾小管细胞的急性坏死，临床表现为血尿、血尿素氮和血肌酐水平升高、低镁血症、蛋白尿、肌酐清除率降低等。其余氨甲蝶呤、异环磷酰胺、长春新碱等药物均可导致肾脏损伤。

处理原则

1. 肾脏功能评估 用药前监测肾功能水平。当肌酐清除率<60ml/min时，相关用药量减量25%；当肌酐清除率<30ml/min时停用相应药物。

2. 预处理 给予顺铂等化疗药物时，提前充分补液，给予利尿剂，保持尿量>100ml/h。碱化尿液，补充碳酸氢钠，使尿液pH>7.0；每天口服别嘌醇300~800mg。

3. 应用化学保护剂 如硫代硫酸钠、氨磷汀、美斯钠等。

五、心血管系统不良反应及管理

化疗药物可促进心肌细胞死亡和纤维化，引起心肌病、心力衰竭，诱发心律失常。化疗药物以紫杉醇、蒽环类药物导致心血管系统不良反应较为常见。

预防及处理原则

预防以常规监测血压及心功能为主。治疗包括限制化疗药物的累积剂量；使用低毒剂型（蒽环类药物脂质体）；合并心脏保护剂，如右雷佐生、心血管药物、中药制剂等。

六、其他不良反应及管理

（一）脱发

化疗药物可作用于生长期毛囊基质细胞，导致脱发。铂类、环磷酰胺、异环磷酰胺、多柔比星、表柔比星、多西紫杉醇、紫杉醇和依托泊苷等化疗药物均可导致脱发。化疗前应充分告知患者，减轻心理不良反应，多数不需要处理，少数可作特殊处理，包括降低头皮温度、使用头皮止血带、应用米诺地尔和维生素 D_3 药物等。

（二）呼吸系统不良反应

呼吸系统不良反应包括肺纤维化、肺栓塞、胸腔积液和呼吸衰竭等，其中以肺纤维化较为严重，博来霉素、大剂量氨甲蝶呤、环磷酰胺等都有可能导致肺纤维化。对于既往肺功能欠佳的患者，应减量使用化疗药物，同时密切监测，一旦出现症状，使用支气管扩张药物或大剂量糖皮质激素等对症处理。

（三）药物反应

药物输注过程中均可能出现不良反应，包括输注反应或过敏反应，可发生于输注过程中或输注完成后。因此使用化疗药物前，应充分告知患者及家属药物反应发生的可能性，即使离开医疗机构，也要及时报告药物反应的症状及体征。

1. 输液反应　症状如潮热、皮疹、发热、胸闷、轻度血压改变、背痛及寒战等，可通过减慢给药速度、停药后迅速干预等措施治疗。常见于紫杉醇、脂质体多柔比星、铂类治疗者。

2. 过敏反应　症状如皮疹瘙痒、胸闷气短、晕厥或先兆晕厥、心动过速、血压改变、寒战、恶心、呕吐、腹泻等。发生时应立即停止输液和/或治疗干预，必要时使用激素治疗，严重时考虑ICU处理。更常见于紫杉醇和铂类药物。

第二节 靶向药物不良反应及管理

一、PARP抑制剂不良反应及管理

目前国家药品监督管理局（NMPA）已批准四种聚腺苷二磷酸核糖聚合酶（PARP）抑制剂用于卵巢癌的治疗，包括尼拉帕利、奥拉帕利（片剂）、氟唑帕利及帕米帕利，此处主要探讨这四种药物的不良反应及管理。PARP 抑制剂不良反应总体有以下特点。①不同 PARP 抑制剂的不良反应特征相似，但不同药物具体的不良反应发生率、严重程度等存在各自特征。②以轻度或中度不良反应多见，即 CTCAE 1~2 级，患者耐受性高于化疗。③不良反应具有明显的剂量相关性，大部分可通过暂停治疗、减量、对症治疗等方法得到控制，尼拉帕利还可以通过个体化起始剂量的给药方式来降低不良反应发生率。④大部分不良反应出现在开始服药的前 3 个月，之后毒性症状逐渐缓解。⑤以血液学不良反应、胃肠道不良反应以及疲劳最为常见。

（一）血液学不良反应及管理

1. 贫血 PARP 抑制剂可靶向作用于 PARP1、PARP2、PARP3 和 PARP13。PARP 除参与 DNA 修复外，在其他生理过程中也起到重要作用。PARP1 调节骨髓或血液系统的细胞分化，PARP2 调节红细胞生成过程，因此 PARP 抑制剂的应用可能诱发贫血。PARP 抑制剂导致的贫血通常出现在治疗的前 3 个月。根据患者潜在耐受性不同，可出现不同程度贫血，多为轻中度（1~2 级），仅少数患者需中断或减量治疗。

（1）处理原则

1）不主张以输血作为纠正贫血的首选治疗手段。

2）1~2 级贫血，除在监测下继续治疗外，也可考虑短期中断 PARP 抑制剂治疗并配合使用铁剂和叶酸补充剂。≥3 级贫血或伴合并症的患者，建议暂停 PARP 抑制剂治疗，并考虑支持性疗法，如输血治疗，贫血恢复后再继续 PARP 抑制剂治疗。具体见表 5-6。

3）常规治疗无效建议转至血液科治疗或组织多学科诊疗（multi-disciplinary team，MDT）

表 5-6 贫血通用处理原则

级别	血红蛋白 / ($g \cdot L^{-1}$)	处理原则
1 级	100~LLN	监测，继续 PARP 抑制剂治疗
2 级	80~<100	同上[*]
3 级	<80	1. 暂停治疗最多 28d 2. 监测直至血红蛋白水平恢复到 ≥ 90g/L[**] 3. 减量继续 PARP 抑制剂治疗 4. 如已处于最低剂量，终止用药 5. 如 28d 后血红蛋白未恢复至可接受的水平，终止用药 6. 考虑输血
4 级	威胁生命	同 3 级处理

LLN，lower limit of normal，正常值下限。

[*] 帕米帕利如首次发生血红蛋白<90g/L，需暂停给药并直至恢复至 ≥ 90g/L，恢复用药时下调一个剂量水平。

[**] 氟唑帕利如首次发生 3 级贫血，需暂停给药并对症处理，待血红蛋白恢复至 ≥ 80g/L 后，恢复用药时下调一个剂量水平。

本表参考常见不良事件评价标准 5.0 版（CTCAE 5.0）。

（2）治疗方法

1）输血 对于无症状、无明显合并疾病的患者不建议输血治疗，可进行定期再评价；Hb<70g/L 的贫血患者或者近期化疗或放疗伴有 Hb 快速下降的高风险人群的无症状人群，或者合并心脏病、脑血管疾病等疾病的患者考虑输血治疗；Hb<60g/L 或临床急需纠正缺氧状态时考虑输血治疗。

2）补充铁剂　贫血患者应常规查铁蛋白、维生素 B_{12}、叶酸等水平。绝对性缺铁患者（铁蛋白 ≤ 30μg/L 且转铁蛋白饱和度<20%）需要补铁治疗。补充铁剂的方法包括口服（如硫酸亚铁、富马酸亚铁、葡萄糖酸亚铁、琥珀酸亚铁和乳酸亚铁）和肠道外补充铁剂（如蔗糖铁、低分子量右旋糖酐铁和葡萄糖酸亚铁）。

3）促红细胞生成　EPO 150U/kg 或 10kU 每周 3 次，或 36kU 每周 1 次，皮下注射，1 个疗程 4~6 周。如果治疗无反应，建议增加剂量至 300U/kg 或 20kU 每周 3 次，或 36kU 每周 2 次皮下注射，并根据情况补充铁剂。

4）特别警示　鉴于 EPO 使用可能增加血栓栓塞、肿瘤进展或复发的风险，建议在血液科医师指导下规范使用 EPO。

2. 血小板减少　血小板由成熟的巨核细胞（megakaryocyte，MK）形成。PARP1 在巨核细胞谱系中表达，对造血干细胞具有调节作用。PARP 抑制剂通过抑制 PARP1，抑制血小板形成。血小板减少发病隐匿，可表现为轻至无症状血小板减少或皮肤黏膜出血，严重者可表现为内脏出血甚至致命性颅内出血。血小板减少通常出现在治疗的第1个月，在第2个月或第3个月后逐渐呈恢复趋势，大多数为1~2级。

(1)处理原则

1)建议关注患者口腔黏膜和消化道出血状况，避免因血小板过低引起致命性出血。

2)根据血小板减少程度进行相应治疗，具体见表5-7。

3)常规治疗无效建议转至血液科治疗或MDT。

表5-7 血小板减少通用处理原则

级别	血小板计数/($\times10^9$/L)	处理原则
1级	75~LLN	监测，继续PARP抑制剂治疗* 有出血风险考虑输注血小板
2级	50~<75	同上
3级	25~<50	1. 暂停治疗最多28d 2. 监测直至恢复到可接受的水平 3. 继续PARP抑制剂治疗，参照说明书调整剂量 4. 如已处于最低剂量，终止用药 5. 如28d后未恢复至可接受的水平，终止用药 6. 考虑减量应用抗凝药物和抗血小板药物 7. 考虑使用促血小板生成因子 8. 有出血风险考虑输注血小板

续表

级别	血小板计数/（$\times 10^9$/L）	处理原则
4级	<25	前5点处理原则同“3级” 6. 考虑中断抗凝药物和抗血小板药物 7. 考虑使用促血小板生成因子 8. 血小板<10.0×10^9/L或有出血风险，输注血小板

LLN，lower limit of normal，正常值下限。

*尼拉帕利首次发生1~2级血小板减少，应暂停给药最长28d，同时观察血细胞计数直到血小板恢复至≥100.0×10^9/L，恢复用药时维持原剂量或按规定减量。

本表参考常见不良事件评价标准5.0版（CTCAE 5.0）。

（2）治疗方法

1）输注血小板　当血小板<10.0×10^9/L或有出血风险时，需输注血小板。必要时使用促血小板生成因子来减少血小板输注带来的相关问题。

2）促血小板生成因子的应用　rhTPO和rhIL-11被NMPA批准用于治疗肿瘤相关的血小板减少症，推荐用药剂量同本章第一节第一部分。NCCN造血生长因子临床实践指南2021V3版推荐可考虑接受TPO受体激动剂罗米司亭治疗。艾曲泊帕乙醇胺片、马来酸阿伐曲泊帕片和海曲泊帕乙醇胺片未见相关前瞻性研究报道。

注：罗米司亭推荐给药剂量，每周1次皮下注射，剂量从1μg/kg开始，每周增加不超过1μg/kg，使血小板计数达到和维持在50.0×10^9/L。根据

说明书，每周最大给药剂量为 10μg/kg。

3. 中性粒细胞减少 发生机制与捕获 PARP1 抑制髓样祖细胞生长有关，还与粒细胞 DNA 损伤修复能力下降相关。通常出现在治疗的前 3 个月，大多数 1~2 级，治疗期间应监测全血细胞计数。

(1) 处理原则 不建议使用 G-CSF 预防中性粒细胞减少。不推荐 PEG-rhG-CSF 治疗性应用。常规治疗无效建议转至血液科治疗或 MDT，具体见表 5-8。

表 5-8 中性粒细胞减少通用处理原则

级别	ANC/（$\times 10^9$/L）	处理原则
1 级	1.5~LLN	监测，继续 PARP 抑制剂治疗
2 级	1.0~<1.5	同上
3 级	0.5~<1.0	1. 暂停治疗最多 28d 2. 监测直至恢复到可接受的水平 3. 继续 PARP 抑制剂治疗，参照说明书调整剂量 4. 如已处于最低剂量，终止用药 5. 如 28d 后未恢复至可接受的水平，终止用药 6. 考虑使用 G-CSF 治疗
4 级	<0.5	同“3 级”

LLN，lower limit of normal，正常值下限。

本表参考常见不良事件评价标准 5.0 版（CTCAE 5.0）。

(2) 治疗方法

1) 3 级或 4 级（伴或不伴发热） 均可考虑使

用 rhG-CSF，并暂停 PARP 抑制剂治疗。给药直到中性粒细胞计数恢复至≥1.0×10^9/L 或达到相关 PARP 抑制剂要求值。

2）3 级或 4 级（伴发热） 中性粒细胞计数恢复至可接受水平的同时，待发热消退后足够时间（比如 48~72 小时），方可继续 PARP 抑制剂治疗。

3）4 级发热 接受 G-CSF 治疗的同时，应开始使用抗生素预防感染。

（二）非血液学不良反应及管理

通用处理原则，见表 5-9。

表 5-9 非血液学不良反应通用处理原则

级别	处理原则
1 级	继续 PARP 抑制剂治疗，必要时对症处理
2 级	继续 PARP 抑制剂治疗； 如果经过对症或预防性治疗后不良反应未得到控制，考虑中断治疗
3~4 级	暂停 PARP 抑制剂治疗，直至降到 1 级以下； 如果不良反应是恶心、呕吐或腹泻，可以在药物控制下继续治疗； 如果因不良反应导致治疗中断，在恢复治疗时应考虑减量（特别是在因同一不良反应，第二次发生给药中断后）； 如果已经减到最低有效治疗剂量后，3~4 级毒性仍持续超过 28d，应当终止该 PARP 抑制剂治疗，可以考虑更换具有不同毒性反应特征的 PARP 抑制剂

1. 胃肠道毒性

(1)处理原则

1)可预防性使用止吐药物,但因 PARP 抑制剂每天服用,应避免长期使用类固醇,可在急性病例中短期使用。

2)持续恶心需要每日接受止吐药物治疗,如果影响正常生活和/或体重降低超过 5%时,在排除其他原因后,需降低 PARP 抑制剂剂量。

(2)治疗方法

1)恶心呕吐　餐后 30~60 分钟服用,清淡饮食,服药后大量饮水,睡前服用;考虑预防性使用 5-HT RA,持续每日使用,同时需注意可能引起的便秘发生;若出现突发性恶心、呕吐症状,可以依次添加不同类别的止吐药,包括甲氧氯普胺、劳拉西泮、吩噻嗪、地塞米松、氟哌啶醇、奥氮平、大麻素等。此外,应考虑在后续治疗中增加预防性止吐治疗。若在最初治疗的几个周期内恶心消退或未发生,可以减少或停止止吐药治疗。

2)腹泻　轻至中度腹泻可以通过补充水分、调整饮食和/或使用止泻药物(如洛哌丁胺)干预;严重腹泻应服用止泻药物(含或不含益生菌)、静脉输液以及补充电解质。发生感染的患者需要抗生素治疗。经上述干预措施仍未得到控制的腹泻,可以考虑增加或改用另一种口服止泻药,如果腹泻时间过长,可能需要中断或减少 PARP 抑制剂剂量。

3）便秘 轻中度便秘可使用乳果糖或开塞露等改善症状。对于直肠完全梗阻或粪便嵌塞，可通过栓剂和/或灌肠治疗。若便秘时间过长，建议减少 PARP 抑制剂使用剂量，待症状缓解后继续治疗。

4）食欲减退 改善食物味道；改善口腔卫生。目前没有针对味觉障碍的药物选择。

2. 疲劳

（1）处理原则

1）患者每次就诊应进行疲劳筛查，也建议患者监测和自我报告感知到的疲劳水平。

2）可以通过体力活动来缓解疲劳，如果同时存在与治疗相关的贫血或血小板减少症，需谨慎运动。

（2）治疗方法

1）非药物治疗 可以通过活动缓解疲劳、乏力等症状，如散步、打太极等。可通过按摩疗法、心理咨询、优化睡眠、改善营养进行缓解。

2）药物治疗 如果仍无法耐受，可减量治疗或中断 PARP 抑制剂治疗，症状改善后再恢复治疗。可尝试盐酸哌甲酯 5~20mg/d 或人参 2g/d 改善癌症相关疲劳。

3. 神经系统毒性

（1）失眠处理原则 ①针对病因的治疗，在抗肿瘤治疗同时，尽可能对失眠症状给予必要处理。

②应当在病因治疗和非药物治疗措施的基础上酌情给予相应的镇静催眠药物，同时药物选择和剂量也需遵循个体化原则，从小剂量开始给药，逐步增加到有效剂量并维持。

(2)失眠治疗方法　非药物治疗：睡眠卫生教育、松弛疗法、刺激控制疗法和睡眠限制疗法。药物治疗：应用镇静催眠类药物(可短期应用苯二氮䓬类药物：劳拉西泮、艾司唑仑；还可应用非苯二氮䓬类药物：唑吡坦、佐匹克隆、右佐匹克隆)。可使用抗抑郁药物和褪黑素受体激动剂，也可考虑具有镇静作用的非典型抗精神病药。

(3)头痛处理原则　针对病因的治疗，在抗肿瘤治疗同时，尽可能对头痛症状给予必要处理。应当在病因治疗和非药物治疗措施的基础上，根据患者疼痛程度，有针对性地选用不同性质和作用强度的镇痛药物，个体化调整镇痛药物剂量和给药频率。

(4)头痛的治疗方法　轻度疼痛可选用非甾体抗炎药(nonsteroidal anti-inflammatory drug，NSAID)；中度疼痛可选用弱阿片类药物或低剂量的强阿片类药物，并可联合应用NSAID以及辅助镇痛药物(镇静剂、抗惊厥类药物和抗抑郁类药物等)。重度疼痛首选强阿片类药，并可合用NSAID以及辅助镇痛药物(镇静剂、抗惊厥类药物和抗抑郁类药物等)。对使用止痛药的患者要加强监护，密切观察其疼痛缓解程度和机体反应情况，并注意药物联合应用时的药物相互作用。症状缓解后撤除镇痛药物，使用阿片类药物的患者应该逐渐减量，直至停药。

（5）手脚麻木的治疗方法　鉴于紫杉类药物广泛存在神经毒性，建议使用 PARP 抑制剂之前应先咨询患者是否使用过紫杉醇。如服用 PARP 抑制剂后出现手脚麻木的情况，可用温水泡手、泡脚，并戴手套，穿保暖鞋，避免因寒冷导致麻木加重，也可以应用营养神经药物治疗，如甲钴胺片和 B 族维生素类药物。

4. 心血管毒性

（1）高血压治疗方法　①治疗前：充分控制已存在的高血压，然后再开始使用 PARP 抑制剂治疗。②治疗中：如果确诊高血压，应考虑非药物或药物降压治疗，并根据严重程度选择降压药物，首选噻嗪类、血管紧张素转化酶抑制剂（angiotensin converting enzyme inhibitor，ACEI）/ 血管紧张素受体阻滞剂（angiotensin receptor blockers，ARB）或长效二氢吡啶类钙通道阻滞剂（calcium channel blocker，CCB）。如单药控制不佳，则考虑联合治疗。③ CCB 药物通常经过细胞色素酶 P450 代谢，服用 PARP 抑制剂时应注意药物相互作用，其中尼拉帕利通过羧酸酯酶代谢，可与降压药物同时服用。

（2）心悸治疗方法　症状明显者可考虑单用伊伐布雷定或联合 β 受体阻滞剂治疗。未伴有射血分数降低型心力衰竭(heart failure with reduced ejection fraction,HFrEF)的患者亦可考虑非二氢吡啶类CCB。

5. 其他少见毒性

(1)呼吸困难 ①适当减少剧烈体力活动,并有一定休息时间。②如果发现新发或进一步加重的肺部症状,应暂停治疗并进行诊断性检查,以排除肺炎等情况。③必要时进行肺功能检查和支气管镜检查等,并酌情启动糖皮质激素和抗生素治疗。④如检查中未发现异常且症状缓解,可考虑重新开始PARP抑制剂治疗。

(2)疼痛 可根据镇痛药物的镇痛等级,选择药物治疗。

(3)皮肤疾病 出现皮肤相关症状后,对症处理即可,注意防晒并做好皮肤保湿。如无明显改善或影响睡眠,可口服抗组胺药物。以夜间症状为主者可选择氯苯那敏、赛庚啶、多塞平和西替利嗪等药物。日夜无明显区别者可选择氯雷他定和依巴斯汀等药物。如有必要,可转诊至皮肤科。

(4)特别警示 如果发现原因不明或持续的全血细胞减少,应转诊至血液科,排除营养缺乏或病毒感染等其他原因。如确诊急性髓细胞白血病(acute myeloid leukemia,AML)/骨髓增生异常综合征(myelodysplastic syndrome,MDS应立即停药,进行AML/MDS治疗。

二、抗血管生成药物不良反应及管理

抗血管生成药物通过作用于肿瘤血管生成，是肿瘤治疗的理想靶点。根据作用机制的不同可分为两类。①靶向血管内皮生长因子（vascular endothelial growth factor，VEGF）的单克隆抗体：重组人源化单克隆 VEGF 抗体，贝伐珠单抗。② VEGFR 酪氨酸激酶抑制剂（vascular endothelial growth factor receptor tyrosine kinase inhibitor，VEGFR-TKI）类：如安罗替尼、阿帕替尼、培唑帕尼、仑伐替尼等。目前仅有贝伐珠单抗获批卵巢癌的适应证。随着 VEGFR-TKI 类药物的发展，安罗替尼及阿帕替尼在卵巢癌的治疗中已有研究数据支持。此处主要探讨贝伐珠单抗、安罗替尼及阿帕替尼的不良反应及管理。

（一）常见不良反应及管理

1. 高血压　是抗血管生成药物最常见的不良反应之一。在针对各适应证的临床试验中，高血压的发生率，阿帕替尼为 46.4%，≥3 级为 24.0%；安罗替尼为 56.2%，≥3 级为 13.7%；贝伐珠单抗为 42.1%，≥3 级发生率为 0.4%~17.9%。发生机制主要是 VEGF 通路被抑制，降低内皮细胞对 NO 的释放，引起血管收缩、张力增加，导致血压升高。其次，血管内皮细胞凋亡退化，引起毛细血管减少、毛细血管密度降低，增加外周血管压力，导致血压升高。

（1）监测　高血压多在服药 1~2 周内出现，在治疗的第一个周期期间应每周监测一次血压,直至血压达到稳定水平。对于存在高危因素的患者,应至少每2~3周重新评估血压水平。

(2)处理原则

1)患者在首次接受抗血管生成药物治疗前,应保证患者血压处于达标水平。

2)在抗血管生成药物治疗时,发生高血压或患者血压较基线明显升高,参照通用处理原则(表5-10),并予以对症治疗。

3)若高血压经治疗1个月仍未控制或出现高血压危象或高血压性脑病,则停药。

(3)治疗方法　使用ACEI、β受体阻滞剂、利尿剂、CCB等降压药物进行控制。

表5-10　高血压通用处理原则

级别	分级标准	处理原则
1级	收缩压120~139mmHg,舒张压80~89mmHg	不作特殊处理
2级	收缩压140~159mmHg,舒张压90~99mmHg	不作特殊处理
3级	收缩压≥160mmHg,舒张压≥100mmHg	暂停用药,对症治疗;待不良反应恢复到<2级,参照说明书调整剂量;若持续出现,停药
4级	危及生命	

本表参考常见不良事件评价标准5.0版(CTCAE 5.0)。

2. 蛋白尿　抗血管生成药物导致的肾脏损伤常表现为蛋白尿、肾小球血栓性微血管病、急性肾衰竭等，以蛋白尿最为多见。在针对各适应证的临床试验中，蛋白尿的发生率阿帕替尼为36.2%，≥3 级为 4.6%；安罗替尼为 34.9%，≥3 级为 2.4%；贝伐珠单抗为 0.7%~38%，≥3 级为8.1%。主要机制是 VEGF 可对肾小球内皮的完整性发挥保护作用，因此当 VEGF 通路被抑制，肾小球的滤过屏障受到损坏可引发血栓性微血管病，可能与蛋白尿的出现密切相关。

（1）处理原则

1）治疗前及用药期间建议定期检查尿常规及肾功能，肾功能不全者应谨慎使用并密切监测。伴自身免疫性疾病、糖尿病、高血压等疾病的患者，或合并使用可能对肾功能产生潜在影响的药物时，应重点关注。

2）连续 2 次尿蛋白水平大于 2+，则立即进行 24 小时尿蛋白检测，参照通用处理原则（表 5-11），并予以对症治疗，常规治疗无效建议组织多学科诊疗（MDT）。

3）若达到肾病综合征水平（尿蛋白≥3.5g/24h），则禁用相应药物。

表 5-11 蛋白尿通用处理原则

级别	分级标准	处理原则
1 级	1+,24h 尿蛋白<1.0g	不作特殊处理
2 级	2+ 和 3+,24h 尿蛋白 1.0~3.5g	暂停用药,对症治疗;恢复后再次出现,参照说明书调整剂量;若持续出现,停药
3 级	4+,24h 尿蛋白≥3.5g	停用

注:尿蛋白水平≥2g/24h,贝伐珠单抗暂停用药,直到恢复到<2g/24h 恢复用药。

本表参考常见不良事件评价标准 5.0 版(CTCAE 5.0)。

(2)治疗方法 ACEI/ARB 类降压药可降低蛋白尿的严重程度和终末期肾病的风险,可推荐使用。

3. 出血和血栓 抗血管生成药物可能增加出血和血栓的风险。出血包括消化道出血、鼻出血、支气管出血、牙龈出血、肉眼血尿、便潜血和脑出血等。在针对各适应证的临床试验中,阿帕替尼相关性出血的发生率为 26.3%,≥3 级为 4.8%;安罗替尼咯血发生率较高,为 7.7%,≥3 级为 1.0%。其他出血事件在 4.2% 以下,多为 1~2 级。贝伐珠单抗 3~5 级出血发生率为 0.4%~6.9%,主要是肿瘤相关的出血。发生机制主要是 VEGF 的失活。阻断 VEGF 通路后导致 NO 水平下调,影响血小板的活化。另外阻断 VEGF 通路影响内皮细胞存活和增殖，导致血管完整性受损，从而引发出血或血栓形成。

处理原则

1）在治疗前，监测患者出血体征及症状。高出血风险、凝血功能异常者慎用本品。高出血风险包括活动性胃溃疡、近期瘤块中有出血征象等。

2）3 个月内发生过肺出血 / 咯血的患者不应使用相应药物。近期发生动脉血栓事件的患者不应使用相应药物。

3）严密监测中枢神经系统出血相关症状和体征，一旦出现颅内出血，应立即中断治疗。

4）参照通用处理原则（表 5-12），常规治疗无效建议组织多学科诊疗（MDT）。

表 5-12　出血及血栓通用处理原则

级别	分级标准	处理原则
1 级	轻度：无症状或出现轻微症状；仅临床检查或诊断发现；无须治疗	不作特殊处理
2 级	中度：需要较小、局部或非侵入性治疗；与年龄相当的工具性生活活动受限	暂停用药，对症治疗，待不良反应恢复到<2 级，参照说明书调整剂量。再次出现永久停药

续表

级别	分级标准	处理原则
3 级	重度：不会立即危及生命；导致住院治疗或延长住院时间；致残；自理性日常生活活动(如洗澡、穿衣和脱衣、进食、如厕等)受限，并未卧床不起	永久停药，并采取紧急医学干预处理
4 级	危及生命，需紧急治疗	

注：阿帕替尼出现 2 级出血时对症治疗；出现 3~4 级出血时建议暂停用药，恢复后原剂量给药，再次出现时下调剂量。若仍持续建议停药。安罗替尼、贝伐珠单抗遵从以上原则。

本表参考常见不良事件评价标准 5.0 版(CTCAE 5.0)。

4. 手足综合征　手足综合征(手掌、足底红肿疼痛或指端红斑)是 VEGFR-TKI 最常见的皮肤不良反应，大多为轻、中度(1~2 级)。在针对各适应证的临床试验中，阿帕替尼手足综合征所有级别不良事件发生率为 20.9%，≥3 级为 4.9%；安罗替尼所有级别不良事件发生率为 41.6%，≥3 级为 3.8%。发生机制可能与肿瘤坏死因子 α 的基因表达相关。

治疗方法

1) 支持对症治疗，包括加强皮肤护理，保持皮肤清洁湿润，避免继发感染、压力或摩擦，使用温和的润肤霜或润滑剂。

2) 可局部外用去角质化的药物，如含尿素软膏或尿素霜、5% 水杨酸制剂和含皮质类固醇成分的乳液或润滑剂等，必要时可将硫酸镁溶于温水中，浸泡患处皮肤。

3）局部使用抗真菌或抗生素治疗。

4）适当服用B族维生素（维生素B_1、维生素B_6和核黄素）以及塞来昔布等。

5）如果有过度角化、足部皮肤持续增厚或起茧，可请足疗师帮助修剪治疗，防止持续加重。且足疗后立即使用保湿软膏。参照通用处理原则（表5-13）。

表5-13 手足综合征通用处理原则

级别	分级标准	处理原则
1级	无痛性轻微皮肤改变或皮炎（如红斑、水肿或过度角化）	不作特殊处理
2级	痛性皮肤改变（如剥落、水疱、出血、皲裂、水肿、过度角化）；影响工具性日常生活活动	对症治疗
3级	重度皮肤改变（剥落、水疱、出血、皲裂、水肿、角化过度），伴疼痛；影响自理性日常生活活动	暂停用药，对症处理；待不良反应恢复到<2级，参照说明书调整剂量；若持续出现，停药

本表参考常见不良事件评价标准5.0版（CTCAE 5.0）。

5. 胃肠道事件　VEGFR-TKI常见的胃肠道事件是腹泻，但大多为轻度腹泻，≥3级在2%以下，积极对症处理即可。贝伐珠单抗的胃肠道穿孔是少见且重要的并发症，该类并发症一旦发生应停药，并积极对症治疗，必要时手术治疗。

治疗方法

1）1~2 级腹泻，一般不需要调整剂量，可以建议患者调节饮食及习惯，嘱多饮水和进食清淡、易消化、富含维生素的食物，去除有关诱因或相关因素，包括避免摄入可导泻的饮食（如油腻、辛辣食物和咖啡等）或服用胃肠动力药和大便软化剂，增加纤维素摄入和应用微生态药物（如双歧杆菌三联活菌散）等。

2）2 级腹泻，可以酌情给予洛哌丁胺、复方地芬诺酯（苯乙哌啶）、胃肠道黏膜保护剂（如八面蒙脱石散）及小檗碱等治疗。

3）3~4 级腹泻，及时停用药物，应该积极止泻和支持对症治疗，注意补充水和电解质，维持水电平衡和防止酸碱紊乱，并补足营养，直至腹泻明显减轻或停止。

4）使用贝伐珠单抗过程中，一旦出现胃肠道穿孔（胃肠道穿孔、胃肠道瘘形成、腹腔脓肿）或其他内脏瘘形成，应立即停药。参照通用处理原则（表 5-14）。

表 5-14　胃肠道事件通用处理原则

级别	分级标准	处理原则
1 级	与基线相比，大便次数增加每天<4 次；造瘘口排出物轻度增加	不作特殊处理

续表

级别	分级标准	处理原则
2 级	与基线相比,大便次数增加每天 4~6 次;造瘘口排出物中度增加;借助工具的日常生活活动受限	对症治疗
3 级	与基线相比,大便次数增加每天 ≥7 次;需要住院治疗;造瘘口排出物重度增加;自理性日常生活活动受限	暂停用药,对症处理;待不良反应恢复到<2 级,参照说明书调整剂量;若持续出现,停药
4 级	危及生命;需要紧急治疗	

本表参考常见不良事件评价标准 5.0 版(CTCAE 5.0)。

(二) 其他不良反应及其处理

1. 心脏毒性　主要表现为心力衰竭、QT 间期延长等,对于有心力衰竭病史或症状明显的心血管疾病史患者,应慎用。用药期间应注意严密监测心电图和心脏功能。

(1) 处理原则　如发生 3~4 级不良反应,建议暂停用药,对症治疗。如恢复用药后再次出现 3~4 级不良反应,考虑原剂量或下调一个剂量后继续用药。如不良反应仍持续,建议停药。

(2) 治疗方法

1) 抗心力衰竭治疗,包括 β 受体阻滞剂、

ACEI 或血管紧张素Ⅱ受体拮抗剂等。

2) 保护心肌细胞线粒体的药物，如有抗氧化活性的 β 受体阻滞剂卡维地洛，可预防 VEGFR 诱导的心脏毒性。

2. 血液学不良反应 主要包括白细胞、血小板、中性粒细胞下降以及贫血等，但多属 1~2 级，可能与骨髓抑制有关，可适当减少剂量或暂停用药。

3. 疲乏 VEGFR-TKI 可能导致患者的内分泌功能紊乱，如甲状腺、肾上腺、性腺等功能减退，从而导致疲乏出现。轻、中度疲乏休息后可缓解；重度疲乏时可考虑使用精神振奋药物。

4. 失眠 患者失眠和多种因素相关。如皮疹、疼痛等均可导致患者入睡困难或频繁起夜。轻、中度失眠时不需要额外处理。重度失眠可考虑使用佐匹克隆等心理精神科药物干预，必要时停用 VEGFR-TKI，待好转后恢复或减量使用。

第三节 免疫检查点抑制剂不良反应及管理

随着肿瘤免疫学领域研究进展不断深入，免疫检查点抑制剂（immune checkpoint inhibitor，ICI）在妇科肿瘤治疗中的应用日益广泛，特别是在宫颈癌和子宫内膜癌中。但卵巢癌中的研究显示 ICI 的治疗效果有限，目前主要应用于晚期复发患者的联合治疗。此处仅讨论 ICI 主要不良反应及其通用处理原则。

（一）皮肤毒性

皮肤毒性是最常见的免疫治疗相关不良事件（immune-related adverse event，irAE），多为轻、中度，常发生在治疗早期，包括皮疹、瘙痒、白癜风、反应性皮肤毛细血管增生症，甚至严重的大疱性皮炎、Stevens-Johnson 综合征 / 中毒性表皮坏死松解症等。

治疗方法

（1）当患者出现轻度皮疹时，外用类固醇皮质激素药膏即可。若痛痒症状严重，可口服止痒药（盐酸羟嗪或盐酸苯海拉明）。

（2）情况严重的皮疹（3 级或 3 级以上）应口服皮质类固醇。一旦发生比较罕见的 Stevens-Johnson 综合征，出现多形性红斑、水疱样变甚至中毒性表皮坏死溶解，则应当立即永久性停用 ICI。

（二）内分泌功能紊乱

内分泌毒性包括甲状腺功能异常（甲状腺功能减退、甲状腺功能亢进、甲状腺炎等）和急性垂体炎（垂体功能低下，包括中枢性甲状腺功能减退、中枢性肾上腺功能不足、低促性腺激素性腺功能减退症等），其他较少见的如原发性肾上腺功能减退、1 型糖尿病、高钙血症、甲状旁腺功能减退等。患者在治疗期间，如出现乏力、体质量增加、脱发、畏寒、便秘、抑郁等症状，需考虑甲状腺功能减退的可能。如出现心悸、出汗、食欲增加、排便增多、体质量减轻等症状，需考虑甲状腺功能亢进的可能，进行甲状腺功能检查可确诊。

治疗方法

(1) 如出现急性垂体炎，可考虑用高剂量的皮质类固醇（每天 1mg/kg 泼尼松）来控制病情，并且不需要长期激素替代。

(2) 继发性甲状腺功能减退症可用左甲状腺素治疗。继发性肾上腺功能减退者可用氢化可的松治疗，一般早上给予 20mg，晚上给予 10mg。这些患者都需要长期补充激素。

(3) 急性内分泌失调的症状表现为脱水、低血压及电解质失衡的肾上腺危象，如高钾血症和低钠血症。在这种情况下，需要静脉注射皮质类固醇并住院治疗。

（三）胃肠道反应

胃肠道毒性主要表现为腹泻、结肠炎，多累及乙状结肠和直肠，发生于上消化道者罕见。临床表现为腹泻、腹痛、大便带血或黏液、发热等，此外还可表现为口腔溃疡、肛门病变（肛瘘、脓肿、肛裂）等。

治疗方法

(1) 当患者出现轻度腹泻时，首先要排除其他病因引起的腹泻，如细菌感染。可尝试结肠炎饮食及抗肠蠕动剂（口服盐酸地芬诺酯和硫酸阿托品，每天 4 次）缓解。

(2) 若症状持续超过 3 天，同时排除感染的可能性，可考虑口服或静脉注射皮质类固醇进行治疗。静脉注射皮质类固醇(甲泼尼龙)时，最多每天 2mg/kg，分 2 次给药。

(3) 若无法减轻症状，则使用剂量为 2mg/kg 的英夫利西单抗，每 2 周给药 1 次，可缓解症状。除非诊断不明确，否则无须结肠镜检查。

(四) 肝功能异常

肝功能异常主要表现为谷丙转氨酶(alanine aminotransferase，ALT)和 / 或谷草转氨酶(aspartate aminotransferase，AST)升高。若是合并高胆红素血症和凝血功能障碍，常提示预后不佳。对于转氨酶水平升高为 2 级(定义为 3~5 倍正常值)的患者，应暂停用药，当转氨酶水平超过 5 倍正常值时，永久停药。

治疗方法

(1) 当患者出现轻度肝炎时，应在每次治疗前进行肝脏功能检查(转氨酶和胆红素)。如果 AST 和 ALT 比治疗前升高，则可排除病毒性或其他药物因素引起的肝炎。对这种肝炎可及时用皮质类固醇治疗。

(2) 在极少数情况下 AST 和 ALT 水平升高表现为激素耐受，此时每隔 12h 进行 1 次 500mg 霉酚酸酯治疗，可以起到缓解作用。

(五) 免疫相关性肺炎

免疫相关性肺炎是一类相对少见但有致命危险的不良反应，主要临床表现有呼吸困难、咳嗽、发热、胸痛，偶有致呼吸衰竭者。既往患有慢性阻塞性肺疾病、肺纤维化等疾病者，或出现肺部感染者，是免疫相关性肺炎的高危人群。

治疗方法

(1) 对于自身免疫性肺损伤，严重情况下应每天静脉注射高剂量甲泼尼龙(2mg/kg)。

(2) 可尝试治疗前应用免疫抑制剂(如英夫利西单抗、麦考酚酯或环磷酰胺)进行预处理。对使用一周激素仍无效的患者，考虑使用丙种球蛋白20g/d，连用5天。

(六) 罕见免疫相关不良反应及管理

罕见的不良反应包括肾毒性、神经毒性、心脏毒性、胰腺毒性、眼部毒性、骨骼肌和风湿性炎症、血液毒性和自身免疫病等，大多可通过皮质类固醇进行治疗。

例如，眼部炎症可选择外用皮质类固醇(如1%醋酸泼尼松龙悬浮液)进行治疗，病情严重者(3~4级)可以口服皮质类固醇进行治疗。自身免疫性肾病，可口服或静脉注射皮质类固醇。个别血液综合征患者，可常规使用皮质类固醇。无症状淀粉酶/脂肪酶上升的胰腺炎患者，一般不需使用皮质类固醇，建议短暂禁食，抑制胰酶分泌，即可缓解胰腺炎症状。对有神经系统综合征的患者，可通过血浆清除术和静脉注射免疫球蛋白缓解症状。

第四节 科学随访

卵巢恶性肿瘤作为女性生殖器官的三大恶性肿瘤之一，发病率居女性生殖器官恶性肿瘤第三位，死亡率位居其首位。由于发病隐匿，早期诊断困难，约 3/4 的患者就诊时已为晚期，晚期患者的治疗结果大多较差。随着近年来手术、化疗及维持治疗的长足进步，卵巢恶性肿瘤的治疗疗效明显提高，但仍有 70% 的患者在治疗后复发。因此，当卵巢癌患者经过治疗达到临床缓解时，仍需进行长期随访及严密监测，以便及时发现病情进展并及时治疗。

一、随访频率

一般前 2 年为每 2~4 个月复查 1 次；第 3~5 年每 3~6 个月复查 1 次，5 年后每年至少复查 1 次，或按需调整复查次数。

二、随访内容

（一）临床症状及体征，进行全身检查及盆腔检查。

（二）肿瘤标志物　建议每次随访均进行检查，如 CA125，HE4，CEA，FER，特别是治疗前升高的肿瘤标志物。

（三）影像学检查　包括 X 线、B 超、CT、MRI、PET/CT 等。如有其他症状可增加检查项目。

（四）根据临床需要，进行血常规及血生化检查。

三、总结

由于卵巢癌极易复发，应高度重视对治疗后患者的随访与监测，争取做到早发现、早诊断、早治疗。较早时期识别肿瘤复发，特别是在临床症状出现前或较易控制阶段，及时处理可明显提高生存率，切忌几年后认为治愈而忽视定期随访。定期随访和监测还可及时针对治疗相关不良反应对症处理，避免严重并发症的发生，提高患者生活质量，改善预后。

第五节 典型病例分析

一、化疗后骨髓抑制病例及处理

患者72岁，2021年6月因"腹胀1月余"入院。入院查肿瘤标志物示CA125 1 253U/ml，HE4 3 233pmol/L，CA199 8.9U/ml，CA724 25.8U/ml。PET/CT示盆腔巨大囊实性肿物，考虑为恶性，卵巢癌可能性大；腹膜及肠系膜多发广泛性增厚，周围脂肪层混浊，考虑为转移可能性大；大量腹水。B超下肿物穿刺病理结果提示卵巢恶性肿瘤，结合免疫组化结果，支持为高级别浆液性癌。诊断为卵巢癌ⅢC期（Suidan评分5分）。

于2021年6—8月行新辅助化疗3周期，具体为TC（紫杉醇135mg/m^2+卡铂AUC5）。第三次化疗结束后1周出现Ⅳ度骨髓抑制，白细胞降至0.58×10^9/L，中性粒细胞降至0.35×10^9/L，入住隔离病房，并给予粒细胞生长因子（300μg皮下注射，每天两次，连续3天）及广谱抗生素抗感染治疗。3天后白细胞升至1.82×10^9/L，但出现血小板下降至35×10^9/L，按照化疗相关血小板减少处理原则，输血小板并注射TPO 5针，一周后血小板升至138×10^9/L，后血常规基本保持平稳。

于2021年9月行全麻下全子宫切除+双侧卵巢输卵管切除+多处腹盆腔病灶+盆底腹膜卷毯+大网膜切除+阑尾切除+复杂肠粘连松解术。

术后于2021年10月—2021年12月给予TC周疗方案（紫杉醇60mg/m^2+卡铂AUC2）继续化疗12周期，过程顺利。

总结点评：对于高龄和/或有合并症的患者，化疗后严密监测血常规及肝肾功能，高危患者群体可预防性使用长效粒细胞集落刺激因子或改为紫杉醇周疗方案或再次化疗时减少化疗剂量。紫杉醇周疗具体方案为紫杉醇60mg/m^2+卡铂AUC2。

二、PARP抑制剂维持治疗贫血病例及处理

患者52岁，2019年2月因“下腹隐痛1月，

发现盆腔肿物1周”入院，肿瘤标志物及影像学检查考虑为卵巢恶性肿瘤。于2019年3月行满意肿瘤细胞减灭术，术后病理为高级别浆液性卵巢癌（ⅢC期）。2019年3月—2019年7月行术后辅助化疗6周期，具体为紫杉醇175mg/m^2+卡铂AUC5，疗程顺利，疗效评估为CR。化疗后45天复查血常规：血红蛋白114g/L，血小板181×10^9/L，中性粒细胞2.02×10^9/L等。

院外口服尼拉帕利200mg，每日1次，维持治疗，定期监测血常规及肝肾功能。患者用药第45天血红蛋白降至93g/L，经评估后继续使用尼拉帕利100mg，每日1次，定期监测血常规。患者用药第60天血红蛋白降至61g/L，同时血小板迅速下降至102×10^9/L，患者出现乏力、头晕、恶心、食欲差、心慌等症状。与患者家属沟通后停用尼拉帕利并住院输红细胞4U。输血后血红蛋白升至91g/L，血小板升至正常范围。继续补充铁剂加维生素C，两周后复测血红蛋白升至104g/L。恢复尼拉帕利200mg，每日1次，持续监测显示血常规各项指标均在正常范围。至今已用药2年，未再出现明显不良反应。

总结点评：PARP抑制剂主要不良反应为血液学毒性，以轻度和中度多见，主要集中在服药的前三个月，之后毒性症状逐渐缓解。大部分可通过暂停治疗、减量、对症治疗等方法得到控制。尼拉帕利还可以通过个体化起始剂量的给药方式来降低不良反应发生率。

参考文献

[1] 中国抗癌协会肿瘤临床化疗专业委员会, 中国抗癌协会肿瘤支持治疗专业委员会. 中国肿瘤化疗相关贫血诊治专家共识 (2019 年版)[J]. 中国肿瘤临床, 2019, 046 (017): 869-875.

[2] 史艳侠, 邢镨元, 张俊, 等. 中国肿瘤化疗相关性血小板减少症专家诊疗共识 (2019 版)[J]. 中国肿瘤临床, 2019 (18): 923-929.

[3] 中国临床肿瘤学会指南工作委员会. 中国临床肿瘤学会 (CSCO) 肿瘤放化疗相关中性粒细胞减少症规范化管理指南 (2021)[J]. 临床肿瘤学杂志, 2021, 26 (7): 11.

[4] 崔慢慢. 妇科肿瘤患者化疗后不良反应的临床表现及治疗策略 [J]. 检验医学与临床, 2014, 11 (3): 3.

[5] 中华医学会妇科肿瘤学分会. 妇科肿瘤铂类药物临床应用指南 [J]. 中国医学前沿杂志: 电子版, 2021, 13 (9): 19.

[6] 温灏. PARP 抑制剂不良反应管理的中国专家共识 (2021 年版).

[7] FARRES J, MARTIN-CABALLERO J, MARTINEZ C, et al. Parp-2 is required to maintain hematopoiesis following sublethal γ-irradiation in mice [J]. Blood, 2013, 122 (1): 44-54.

[8] FARRÉS J, LLACUNA L, MARTIN-CABALLERO J, et al. PARP-2 sustains erythropoiesis in mice by limiting replicative stress in erythroid progenitors [J]. Cell Death Differ, 2015, 22 (7): 1144-1157.

[9] DE BOTTON S, SABRI S, DAUGAS E, et al. Platelet formation is the consequence of caspase activation within

megakaryocytes [J]. Blood, 2002, 100 (4): 1310-1317.

[10] HOPKINS TA, AINSWORTH WB, ELLIS PA, et al. PARP1 Trapping by PARP Inhibitors Drives Cytotoxicity in Both Cancer Cells and Healthy Bone Marrow [J]. Mol Cancer Res, 2019, 17 (2): 409-419.

[11] PONATH V, HEYLMANN D, HAAK T, et al. Compromised DNA repair and signalling in human granulocytes [J]. J Innate Immun, 2019; 11 (1): 74-85.

[12] STONE R L, SOOD A K, COLEMAN R L. Collateral damage: Toxic effects of targeted antiangiogenic therapies in ovarian cancer [J]. The Lancet Oncology, 2010, 11 (5): 465-475.

[13] 冯青燕, 徐金升, 白亚玲. 抗血管生成靶向药物相关性肾脏损伤的研究进展 [J]. 肿瘤防治研究, 2021, 48 (4): 5.

[14] 张超, 陶莹, 高文仓. 抗血管生成药物相关蛋白尿研究进展 [J]. 实用药物与临床, 2020, 23 (5): 5.

[15] 邵建芳, 董斌, 张庆华. 抗肿瘤血管生成靶向药物不良反应机制与处理进展 [J]. 中国综合临床, 2019, 35 (5): 3.

[16] 李晓, 姜洁, 尹如铁, 等. 妇科肿瘤抗血管内皮生长因子单克隆抗体临床应用指南 [J]. 中国医学前沿杂志 (电子版), 2020, v. 12 (01): 32-39.

[17] 晚期非小细胞肺癌抗血管生成药物治疗中国专家共识 (2020 版)[J]. 中华医学杂志, 2020, 100 (46): 3659-3673.

[18] 秦叔逵, 李进. 阿帕替尼治疗胃癌的临床应用专家共识 [J]. 临床肿瘤学杂志, 2015, 20 (9): 7.

[19] 杨柳, 郭亚焕, 廖子君. 抗肿瘤血管生成靶向药物心血管不良反应研究进展 [J]. 中国临床研究, 2020, 33 (6): 4.

[20] PLACHOURI K M, VRYZAKI E, GEORGIOU S. Cutaneous adverse events of immune checkpoint inhibitors: a summarized overview [J]. Curr Drug Saf, 2019, 14 (1): 14-20.

[21] LAMMERT A, SCHNEIDERH, BERGMANN T, et al. Hypophysitis caused by ipilimumab in cancer patients: hormone replacement or immunosuppressive therapy [J]. Exp Clin Endocrinol Diabetes, 2013, 121 (10): 581-587.

[22] PAGES C, GORNET J M, MONSEL G, et al. Ipilimumab-induced acute severe colitis treated by infliximab [J]. Melanoma Res, 2013, 23 (3): 227-223.

[23] LEMECH C, ARKENAU HT. Novel treatments for metastatic cutaneous melanoma and the management of emergent toxicities [J]. Clin Med Insights Oncol, 2012, 6: 53-66.

[24] LIAO B, SHROFF S, KAMIYA-MATSUOKA C, et al. Atypical neurological complications of ipilimumab therapy in patients with metastatic melanoma [J]. Neuro Oncol, 2014, 16 (4): 589-593.

[25] 孔北华, 刘继红, 周云, 等. 妇科肿瘤免疫检查点抑制剂临床应用指南 [J]. 现代妇产科进展, 2021, 30 (10): 20.

（陈 颖　刘文欣）

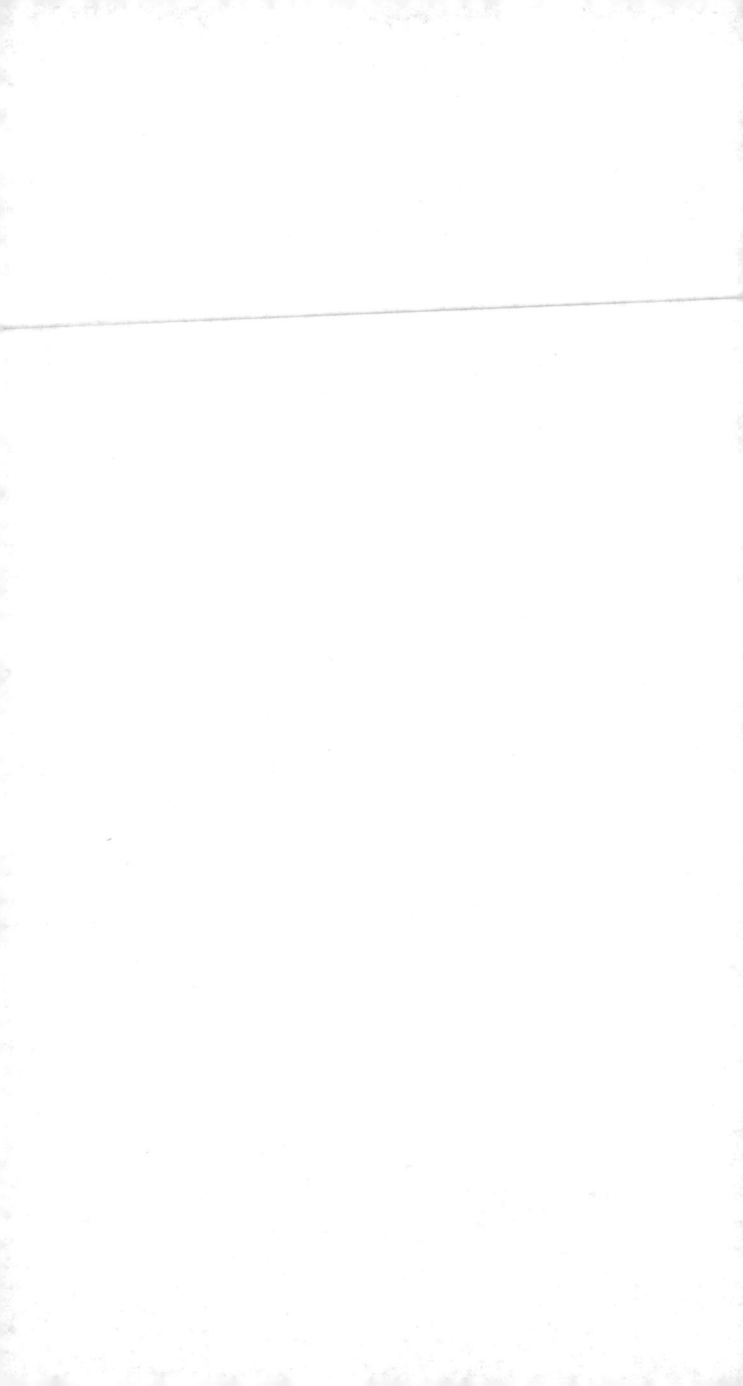

69